U0120025

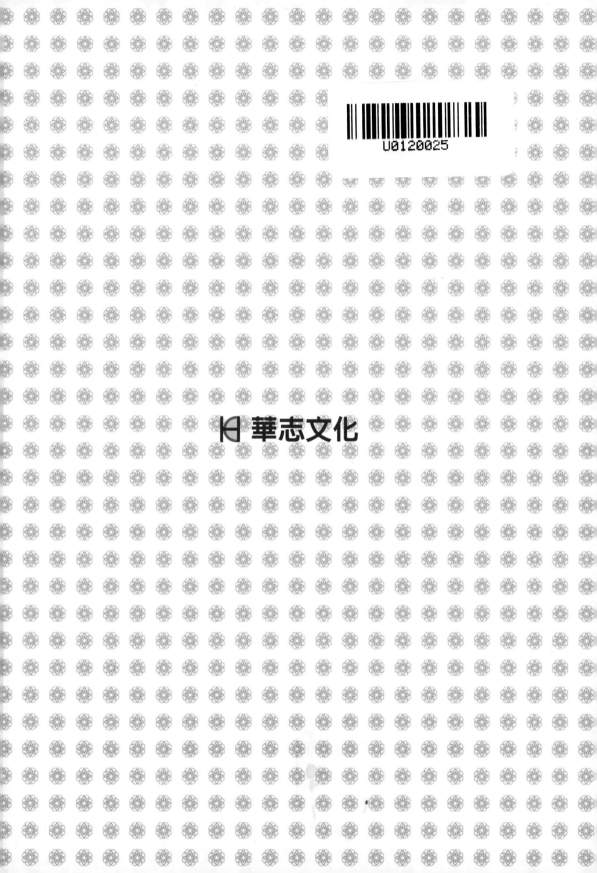

華志文化

華志文化

康永政醫師
康旭東醫師　合著

醋療驗方

中國歷代日常生活常見病療法

凝結古今祕笈的「稀世瑰寶」，造福人類健康的「生活指南」。
醋療取材方便，操作簡單，安全可靠，
且效果顯著，備受廣大病患者的歡迎。

中醫藥學認為：醋，性味酸苦，溫。
入肝、胃經。有散瘀，止血，解毒，殺蟲之功。
歷代醫藥家用醋養生治病，本草綱目多有收載古今醋方。
入藥名曰：苦酒、酢、釀醋、美酒醯等，
可見以醋作藥用，是中醫學的一個重要里程碑。

食醋可提高肝臟的排毒及新陳代謝，
抑制人體衰老，降低體內毒素，
延緩衰老，益壽延年。

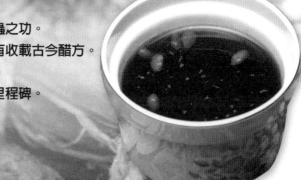

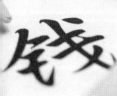

🔖 推薦序 🔖

我與本書的作者康永政大夫，可謂是以醋結緣的老朋友。自「東湖醋園」醋療養生研討會上結識，到康大夫研發「苦酒開音湯」（苦酒，典籍中指醋）的機理闡述，繼之是他撰寫《中華醋療大全》鉅著的切磋徵詢，圍繞醋療養生話題的交往，轉眼已經是十一個年頭。

本書是康大夫與兒子康旭東歷經十年寒暑的傾心力作，刊例的祕方、驗方和民間偏方，皆由翻閱《傷寒雜病論》、《金匱要略》（東漢）、《名醫別錄》（漢末）、《肘後備急方》（東晉）、《小品方》（南北朝）、《梅師集驗方》（隋）、《本草拾遺》、《備急千金要方》、（唐）、《聖濟總錄》、《太平聖惠方》（北宋）、《嚴氏濟生方》、《魏氏家藏方》（南宋）、《宣明論方》（金）、《丹溪心法》（元）、《本草綱目》（明）、《醫宗金鑒》、《隨息居飲食譜》（清）及中醫、中藥大辭典等數百卷古今醫籍的驗例中遴選甄得。

自東漢，歷唐、宋、金、元，至明、清，越千年歷史長河，匯張仲景、孫思邈、李時珍及金元「四大學派」等歷代醫聖前賢有關醋療養生的祕笈箴言於一爐，本書帶我們走進歷史源遠、博大精深的中華醫藥殿堂，在就「醋與人類健康」命題與醫聖前賢的對話中，讓我們懂得了「醋不僅僅是調味品，更是被歷史實踐長期驗證的養生保健、醫治疾病的珍品」。

從這一意義上講，本書是凝結中華古今祕笈的「稀世瑰寶」，是今人瞭解醋、消費醋、讓好醋造福人類健康的「生活指南」。亦是山西作為釀醋大省，突破產能過剩、產品同質化掣肘，進而擺脫醋只囿於「調味」的局限，促進品類創新，為山西醋實現需求價值再造，提供了巨大的創意空間。

　　毋庸諱言，從撰寫《中華醋療大全》到聚焦本書，是一項工程浩大的舉措。對年逾古稀的康大夫來講，儘管有兒子助力，十多年矢志不移，年復一年地從浩瀚的醫籍中尋覓有關醋療養生的驗方，除了要有深厚的醫藥學功底、臨床研發造詣，還得有一種勇於奉獻、懸壺濟世的精神理念。否則，在「物欲橫流」的時風下，成就本書，只能是美麗誘人的空談。

　　因此，我十分敬重康大夫「學佛事修真養性，效觀音濟世活人」的徹悟和實踐。祈祝本書的出版，能使康大夫「讓仁者得之以濟世，讓罹患者得之而全身，讓有志者取之則建樹，給千家萬戶帶來健康與歡樂」的心願，早日實現。

郭守祥

癸巳仲夏於太原

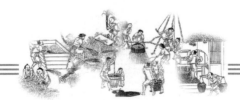

🔹 前言 🔹

　　食醋是一般百姓喜愛的調味品之一，其生產技巧在世界上獨具一格，千古流芳的不同釀醋技術，生產出了風味各異的食醋，行銷國內外市場，頗受歡迎。然而，食醋僅僅是一種餐桌上的調味品嗎？非也。它的保健功效與藥用價值，早在西元前三世紀，就已被我們的祖先廣泛用於臨床各種病症的治療。

　　三國時期，名醫華佗就已用蒜泥加醋治癒嚴重的蛔蟲病感染患者，開創了食醋治療急腹症的先例。從秦、漢到現在，歷經數千年的歷史長河，我國「醫聖」張仲景、「藥王」孫思邈，以及歷代著名醫學家葛洪、朱震亨、李時珍、葉天士等，無不對食醋的藥用功效有著獨特的見解。在中醫文獻中，以「醋」為主藥或輔藥治療各種疾病的方劑，比比皆是，舉不勝舉。藥醋療法，早已成為傳統醫學中的一個重要組成部分。因此，「弘揚醋療養生文化，造福人類健康事業」。乃吾多年夢寐以求之夙願。

　　筆者早年曾從事藝術嗓音醫學研究，在70年代初，就效法我國醫聖張仲景《傷寒雜病論》中「少陰病，咽中傷生瘡，不能語言，聲不出者，苦酒（醋）湯主之」的用藥宗旨，針對歌唱（戲曲）演員特殊的發病病徵，將獨具「消癰腫、除癥積、斂咽瘡」與「補肺、發聲音」療效之山西老陳醋作為溶劑，研製而成「苦酒開音湯」，不僅對頑固的慢性咽炎及聲音嘶啞症有特殊療效，尤以「藥物替代手術」治療聲帶小結、息肉等增生性病變，竟然能使其奇蹟般地消失。從此，便對山西老陳醋的藥用價值與保健功效，產生了濃厚的興趣。

　　所以在臨床中，運用中醫理論結合現代醫學觀點，將山西老陳醋與天然中藥材相結合，廣泛用於婦女痛經、小兒厭食、手足癬、糖尿

病、脂肪肝等多種疾病的治療，不僅令人滿意；而且研製出三十餘種醋療保健產品，同樣卓有殊效。因此，在這數十年的從醫生涯中，翻閱大量的古今中醫藥文獻，蒐集並整理出本書，以展示我國古老的醋文化對人類健康所做出的巨大貢獻。

　　本書就是在此基礎上，精選「簡、便、驗、廉」，且療效確切的單方、偏方、祕方、驗方敬獻於廣大讀者。由於這些資料散見於浩如煙海的醫籍之中，或流傳於民間，有些祕方驗方甚至瀕於失傳，而且書中一些處方來源歷經年代久遠，加之作者學養所限，誤差與不妥之處在所難免。敬祈諸位同仁志士不吝賜教。為了「弘揚醋療養生文化，造福人類健康事業」，本書在蒐集與編寫過程中，同時也彙集了同仁佳著紛梓中的諸多奇方妙法，在此一併致以衷心的感謝！

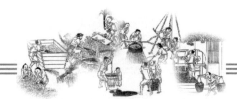

目錄

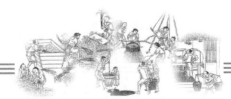

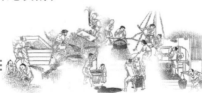

附錄 古今中醫藥劑量換算

古今「特殊」中藥劑量換算

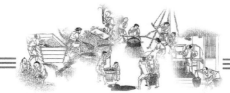

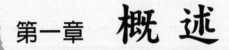

第一章　概　述

　　中醫藥學認為，醋，性味酸苦，溫。入肝、胃經。有散瘀，止血，解毒，殺蟲之功。

　　歷代醫藥學家用醋治療疾病、養生等方面，累積了許多寶貴的臨床經驗，而且歷代本草多有收載，古今醋方頗豐。

一、傳統醫學與「醋」的認識與應用

傳統醫學中的「藥醋療法」，早已成為中華傳統醫藥中的一個重要組成部分。最早的記載始見於 1973 年湖南長沙馬王堆 3 號墓出土的醫學帛書。其中具有很高歷史價值的《五十二病方》，是迄今發現最古的醫方。據考證，此書大約抄於西元前 3 世紀秦、漢之際。書中記述著治療「癲癇、疝氣、痔瘡、癰、癬、白癜風、燒傷、狗咬、瘋狗咬傷」等 52 張處方中，其中有 17 個處方都用到了醋。這足以說明我們的祖先早在西元前 3 世紀，就已認識到醋具有清熱、解毒、療瘡、利尿等諸多功效，而且它的藥用價值已被眾醫家所重視。

中醫藥學認為，醋，性味酸苦，溫。入肝、胃經。有散瘀，止血，解毒，殺蟲之功。主治產後血暈，痃癖癥瘕，黃疸，黃汗，吐血，衄血，大便下血，陰部瘙癢，癰疽瘡腫。解魚肉菜毒。歷代醫藥學家用醋治療疾病、養生等方面，累積了許多寶貴的臨床經驗，而且歷代本草多有收載，古今醋方頗豐。入藥名曰苦酒、酢、米醋、釀醋、美酒醯等，可見以醋作藥用，是中醫藥學的一個重要組成部分。諸如：

我國東漢「醫學之聖」張機（仲景），在其經典醫著《傷寒雜病論》中，如：辨少陰病脈症並治，原文「少陰病，咽中傷……苦酒湯主之」；辨厥陰病脈症並治，原文「傷寒脈微而厥……蚘厥者，烏梅丸主之，又主久利方」；在《金匱要略》中，又如：諸水氣病脈症並治，原文問曰：「黃汗之為病……水從汗孔入得之，宜黃耆芍藥苦酒湯方」等，均重用苦酒（醋）為主治，歷經一千八百餘年，至今依然用於臨床，效果顯著。可見這些珍貴的臨床經驗，對後來「以醋作藥用」的發展，發揮了很大的推動作用。

南齊大醫學家陶弘景說：「酢酒為用，無所不入，愈久愈良。以有苦味，俗稱苦酒」。繼而在晉、隋、唐、宋、元、明、清各個朝代的醫學著作中，都有「以醋作藥用」的記載，並普遍推崇用醋來治療

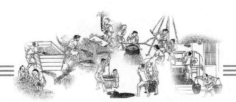

氣勞黃腫、鼓脹、便祕、尿血、痔漏、胎死腹中、心絞痛、狐臭、癰腫、惡瘡膿血、疥癬、鼻塞等諸症。或入湯劑或拌製藥物，或外用燒熱做熏嗅、含漱，或和藥調敷，大多都具有確切的療效。

唐‧陳藏器在《本草拾遺》中說：「治產後血脹、血暈，及一切中惡邪氣，卒時昏冒者，以大炭火熨斗內以釀米醋沃之，酸氣遍室中，血行氣通痰下，面神自清矣。」並說：「醋能破血運，除癥塊堅積，消食，殺惡毒，破結氣，心中酸水痰飲。」「凡諸藥宜入肝者，須以醋拌炒製，應病自如。」

北宋‧寇宗奭在《本草衍義》中稱：「醋，酒糟為之。有米醋、麥醋，米醋比諸醋最釅，入藥多用之，穀氣全也，故勝糟醋。產婦房中常得醋氣則為佳，醋益血也。磨雄黃塗蜂薑，亦取其收而不散也。」

南宋‧王夢龍在《本草備要》亦云：醋「散瘀，解毒，下氣消食，開胃氣，散水氣，治心腹血氣痛，產後血暈，癥結痰癖，黃疸癰腫，口舌生瘡，損傷積血，穀魚肉菜蕈諸蟲者。」

明‧李時珍在《本草綱目》中曰：「大抵醋治諸瘡腫積塊，心腹疼痛，痰水血病，殺魚肉茶及諸蟲毒氣，無非取其酸收之意，而又有散瘀、解毒之功。」同時認為醋能消腫，散水氣，殺邪毒，理諸藥。

清‧屠道和在《本草匯言》中說：「醋，解熱毒，消癰腫，化一切魚腥水茶諸積之藥也。」酸主收，醋得酸味之正也，直入厥陰肝經，散邪斂正，故藏器方治產後血脹、血暈及一切中惡邪氣，卒時昏冒者，以大炭火入熨斗內以釀米醋沃之，酸氣遍室中，血行氣通痰下，而神自清矣。凡諸藥宜入肝者，須以醋拌炒製，應病如神。又仲景《金匱要略》治黃汗，有黃耆白芍桂枝苦酒湯；譚氏治風痰，有石膽散子，俱用米醋入劑，專取其斂正氣，散一切惡水血痰之妙用也。

清‧黃宮繡在《本草求真》中說：「米醋，酸主斂，故書多載散瘀解毒，下氣消食。且同木香磨服，則治心腹血氣諸痛；以火淬醋入鼻，則治產後血暈；且合外科藥敷，則治癥結痰癖、疸黃癰腫；暨口

漱以治舌瘡；面塗以散損傷積血，及殺血肉菜蕈諸毒。至醋既酸（收），又云能散癰腫者，以消則內散，潰則外散，收處即是散處故耳。」

清‧王士雄《隨息居飲食譜》亦說：「醋能開胃，養肝，強筋，醒酒，消食，下氣辟邪，解魚蟹介諸毒。」

清‧汪紱《醫林纂要》曰：「醋瀉肝、收心。治卒昏，醒睡夢，補肺，發音聲，殺魚蟲諸毒。」

《現代實用中藥》一書也記載：「醋用於結核病之盜汗，為止汗藥；又傷寒症之腸出血，為止血藥」等。

由此可見，食醋的藥用功效毋庸置疑，其歷史悠久，源遠流長。中華人民在漫長的歷史長河中，對釀醋、食醋、用醋防病治病等方面，累積了豐富的經驗，同時也引起國外有關學者的關注。特別是在人們擔心西藥的毒副作用和追求自然療法的今天，運用食醋防病治病，延年抗衰有著廣闊的前景。無論從傳統醫藥學的歷史記載與現代醫學的臨床實踐，以及現代藥理研究的成果來看，「以醋為藥用」或「藥醋療法」，已成為中華傳統醫藥中的一個重要組成部分。正因如此，我們都應該十分珍惜先賢遺留下典籍浩瀚的中醫藥文獻寶庫。這一巨大的財富，將為我們研究和拓展食醋的潛在功能與開發利用，提供了極其豐富的「醋療養生」文化資源。

二、外國人也喜歡用「醋」防病治病

不論是東方人，還是西方人，因受中國醋文化的影響，他（她）們都喜歡吃醋。在歐洲，法國、義大利、西班牙、葡萄牙等國，用葡萄酒為原料製作醋的現象比較普遍。同時在國外用醋防治疾病也累積了豐富的經驗。如西方醫學界的奠基人，希臘的希波克拉底醫師，早在西元前 460 ～ 377 年，就讚賞食醋的醫藥價值，並對呼吸器官的疾病、疹癬、狂犬咬傷等疾病使用食醋進行治療。在比希波克拉底還早

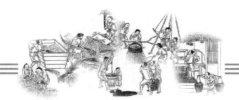

的醫書上，曾記載使用醋治療疾病及用木炭和醋混合治療皮膚病的方法。在羅馬的民間醫學中，也廣泛應用醋來治療創傷。在中世紀，凡有因患烈性傳染病而死亡的人，死者用過的錢幣、金屬飾物等，都用醋泡過後才再使用，以防傳染。說明西方人很早就將醋用於治療疾病及殺菌的應用。《聖經》中還有「醋能減輕疾病」的記載。

早在 18 ～ 19 世紀時，歐洲人還有一種習慣，他（她）們在旅行中必備食醋。飲水前先在水中滴幾滴醋，以醋為消毒劑進行消毒，然後才飲用。有時為預防傳染病，他們先把麵包浸在醋中然後再吃，或以這種麵包作擦拭口鼻之用。

古希臘還有一名醫學家叫西包庫拉泰斯，他曾給康復期病人飲用醋蛋，而且還用醋治療呼吸系統疾病、疥癬、狂犬咬傷等病，都有很好的效果。為此，在希臘吃醋的人非常多，人們把醋作為一種增進健康的「藥」，經常食用。

食醋保健在日本亦有悠久的歷史。日本人對醋的保健功能非常重視，而且對食醋的研究也十分深入。據日本學者瀧野去雄報導：食醋和食鹽一樣是古老的調味品。在日本，食醋是作為壽司和醋拌的材料，和每個人的關係極為密切，而且在不斷擴大其保健方面的應用。

日本民間，人們對食醋的保健意識十分看重，對健康與長壽方面總結出十條經驗，簡稱「長壽十訓」，其中膳食中「少鹽多醋」的養生之道，則被列為「長壽十訓」之二的重要位置。

現在日本市場上推行的保健醋多達 100 多種，其中的「薏苡醋」，是一種深受歡迎的保健醋，其生產方法與米醋相同。「薏苡仁」自古以來就作為臨床中的常用中藥，而且在《神農本草經》中亦記載有「輕身、益氣、不老延年」的功效。近年來，醫藥科研工作者發現，食醋、薏苡仁均有明顯的防癌抗癌作用。

據業內專家統計，中國形形色色的傳統醋、保健醋、果醋，其年食用總量為人均 0.91kg；而日本人均為 7.88kg；美國人均為 6.5kg。可

見，我國人均年消費食醋量僅是日本的 1/9，美國的 1/7，因此在我國消費市場存在著巨大的潛力，有待進一步開發。

三、「食醋」與自然療法

我們生活在一個現代科技高度發達的時代，現代醫學和藥物學的發展，已達到了一個新的高峰。但是，伴隨著化學藥品的層出不窮，其副作用的危害亦隨之大幅度增加。有資料顯示，全球每年因用藥不當所造成的病患，約佔所有發病率的 14％以上，同時化學合成藥品，遠遠不足以應付日益增多的現代社會病。如心血管病、腫瘤以及與免疫、代謝、社會環境、心理因素相關的各類病症。人們開始渴求擺脫對化學合成藥物的依賴，「回歸自然」已是當代文明社會、人類返璞歸真的強烈追求。

自然療法是古人在千百年的生存、生活、生產及醫療保健實踐中，總結出的一套「法於自然」的養生原則，創造出一種行之有效的醫療保健方法。它對中華民族的繁衍和昌盛有著重要貢獻，同時也成為世界自然療法中的主要內涵。自然療法中包括食養、食療，怡情養性、練形攝生、針灸、推拿以及動植物藥品內服外用等，這些傳統的方法和手段，與美國的筋骨按摩術、日本的足反射療法以及近年來頗受關注的森林療法、泥沙療法、心理療法、音樂療法、舞蹈療法、磁療、蠟療等療法相映成趣，引起人們愈來愈多的關注。由於自然療法是本著「取自大自然，用於全人類」的宗旨，以「取法自然」的手段和方法，來激發人體自身的抗病能力，用以調暢機體的失衡狀態，從而達到防病治病、益壽延年之目的。因其取材方便，操作簡單，安全可靠，效果顯著，且無痛苦而備受廣大病患的歡迎。

前些年，在國外所盛行的自然療法中，是以食醋健身、食醋健美而興起的「喝醋風」。但近兩年在國內又流行起一股「敷醋風」，由

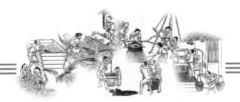

此海內外「兩風」一併興起，已成為一種時尚。現今，眾多白領女性亦以喝醋美容為時尚，將紅醋兌碳酸飲料、白醋兌紅葡萄酒、老陳醋兌白葡萄酒、老陳醋兌礦泉水等，並美其名曰「酸甜仙女」、「紅粉佳人」、「白雪知己」、「朦朧美人」。然而，敷醋美容比喝醋美容更是一浪高過一浪，甚至擺出擂臺高喊：「喝醋不如敷醋。」並將祛斑、除皺、美白、抗衰老的醋療產品取名為「蓋仙子」、「蓋佳麗」、「蓋白雪」、「蓋美人」等。

隨著現代科技的進步，文明病日漸滋生，在一定程度上，人體因化學物質攝取過量，入侵體內，擾亂了內分泌系統。加之精緻美食盛行，過量的攝取動物性脂肪與蛋白質，造成人體內酸鹼值失衡，久而久之產生諸多疾病。根據英國科學家克里比斯教授發現的「克氏循環」理論 (克里比斯曾獲 1953 年諾貝爾化學獎)。我們所攝取的澱粉和糖分都會轉化成血糖，脂肪則轉化成脂肪酸，而肉類和豆類的蛋白質將轉化成 20 多種氨基酸。這些營養素都必須在進入檸檬酸循環前先跟乙酸（食醋中含有大量乙酸）結合。在檸檬酸循環裡，這些營養素將會被轉化成能量（三磷酸腺苷，ATP）以供身體使用。而且釀造的食醋因其含較高的鈣、鉀、鈉、鎂等金屬元素，被人體攝入後最終的代謝產物呈鹼性。所以，嚴格地說，醋是一種酸性物質，卻是一種鹼性食物。由於人體每天食用大量酸性食品：如肉類、魚、蛋、米、麵等，導致人體內 pH 值失去相對平衡。隨著人體體液酸鹼度與健康知識的普及，人們也意識到維持體液弱鹼性的重要性。人體健康的體液 pH 值呈弱鹼性，為 7.3 ～ 7.5（主要指血液）。如果低於 7.2，人體就處在亞健康狀態，而食醋則可以中和酸性反應，維持人體內環境的酸鹼平衡，所以能夠維持人體體液弱鹼的食醋也就受到了人們廣泛的關注，能夠達到防病治病、延年益壽之目的。

燦爛的文化造就了古老的醋，它處處包含著深厚的文化底蘊。食醋不僅是人們日常生活中不可缺少的調味品，而且還可美化人的體表，

健康人的體魄，具有降糖、降脂、降壓，軟化血管、殺菌止瀉、減肥健美、防癌抗癌、益壽延年等諸多功效。對此，山西老陳醋集團有限公司董事長郭俊陸先生曾說過這麼一段話：「藥不是經常吃的飯，飯是經常吃的藥；醋是經常吃的藥，醋更是經常吃的飯。」雖然隻言片語，卻道出了綠色食品祛病延年的真諦。顯而易見，安全的食療與合理的膳食結構，更被人們所關注，這對指導人們強身健體、延年益壽、預防疾病產生良好的作用。

四、「醋」的起源與山西老陳醋

醋的歷史非常悠久，根據有關文字記載，醋的歷史至少在三千年以上，古籍中記載的「醯」、「酢」、「米醋」和「苦酒」等文字，便是食醋在我國古代的名稱和起源的根據。西元前1058年周公所著《周禮》一書，就有關於醋的文字記載，其歷史當與「酒」同源，或稍晚於酒。到了春秋戰國時期，便有了專門的釀醋作坊。據漢代司馬遷《史記》記載：「通邑大都，醯醬千瓿」。這說明早在2400多年的《論語》裡，就有關於醋的記載。到漢代才開始普遍生產。據東漢時期的著作《四民月令》中記載：「四月四日可作酢；五月五日也可作酢。」這時的食醋已成了人們生活中「開門七件事」之一了。

南北朝時期，食醋的產、銷量已頗為可觀，這對推動釀醋技術的發展發揮了決定性的作用。北魏時期賈思勰所著《齊民要術》一書中，就系統地收載和介紹了我國古代民間製醋的經驗和技術成就，書中收錄了22種釀醋方法，其中一些釀醋方法至今還在沿用，並流傳到日本及東南亞等國家。這充分說明，中國釀醋業歷史悠久，早在數千年以前就已用穀物開始釀造食醋，並達到相當高的水準。可見中國是世界上用穀物釀醋最早的國家。

目前，在中國食醋釀造行業中，由於品種不同，所用原料也不一

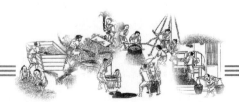

樣。一般北方多用高粱、大麥、小米、玉米、豌豆等，而南方則多用糯米、大米（粳米）、麩皮等，亦有用低度白酒或酒糟製醋的。具有代表性的食醋有山西老陳醋、鎮江香醋、四川麩醋、福建紅麴醋、北京熏醋、浙江玫瑰醋等不同類型的產品。這些食醋風味各異，行銷國內外市場，頗受歡迎。其中以山西老陳醋、鎮江香醋、四川麩醋與福建紅麴老醋被列為中國四大名醋，而又以山西老陳醋最具盛名。

山西是醋的故鄉，據有關史料記載，在兩千多年前，山西就有了醋作坊。在我國周朝時期，人們把管醋的人叫「醯官」，而釀醋的人叫「醯人」，釀醋的醩叫「老醯」。因此，吃醋不叫吃醋，而叫「吃醯」。由於山西人對釀醋技術的特殊貢獻，再加上山西人嗜醋如命，又巧合了「醯」和山西的「西」字同音。所以很久以來，人們就把「醯」作為山西人的代名詞，戲謔山西人為「山西老醯兒」，足見山西釀醋歷史之深遠，由來已久。

山西老陳醋之所以躋身於中國四大名醋之首，是以其清香濃郁、綿酸醇厚的優秀品質譽享海內外，並享有「華夏第一醋」與「國醋」之譽。然而，山西老陳醋潛在的保健養生功效卻鮮為人知。根據現代藥理研究證實：山西老陳醋富含人體所需要的18種以上的游離氨基酸，是合成蛋白質的主要成分，並含有鈣、鐵、鎂、鉀、鈉等10餘種微量元素，以及蛋白質、碳水化合物、$V-B_1$、$V-B_2$、$V-C$ 等多種維生素和豐富的無機鹽。同時還含有葡萄糖、果糖、麥芽糖等糖類以及除醋酸之外的如乙酸、琥珀酸、蘋果酸、檸檬酸、草酸、乳酸、焦穀氨酸等10多種有機酸和尼克酸與芳香性物質醋酸乙酯等，它是人體所必需的營養物質。另外，山西老陳醋釀造所用的淋醋用水，主要源於清徐一帶，由於當地水質純淨，含鹼量小，硬度較大，水中含有大量的鈣、鎂等金屬無機鹽類，所以導致此類金屬離子與山西老陳醋中多種有機酸生成乳酸鈣、醋酸鈉、醋酸鈣等有機酸鹽，對人體有很好的保健功效。

「家有二兩醋，不要請大夫」，這是山西廣為流傳的一句民間諺語。因此，在民間人們常用老陳醋浸泡黃豆、花生、雞蛋等作為自我保健食品，食用後會產生不可思議的神奇功效。可見山西老陳醋被有關專家鑒為「百藥之長」是有科學依據的。

五、「醋」的藥用功效

隨著我國傳統飲食結構和生活水準的不斷提高，人體酸性物質的攝入量也日趨增多，從而導致人體內 pH 值失去相對平衡，人們的身心健康也發生著巨大的變化，根據英國科學家克里比斯的「克氏循環」理論，經常攝取高熱量、高脂肪及高蛋白質，如果不能將所攝取的澱粉、糖分、脂肪、蛋白質轉化成血糖、脂肪酸及多種氨基酸，這些營養素在檸檬酸循環裡將不會被轉化成能量（三磷酸腺苷，ATP）以供身體使用。當營養素不能完全發揮作用時，這些殘餘物將會在遇上氫離子時被分解成乳酸，然後轉化成丙酮酸。這時身體會感到疲憊及飲食無味。當乳酸不斷地累積時，肌肉疼痛、神經疼痛、昏睡等現象會逐步出現。而在血液裡所累積的乳酸將會形成酸性體質，這也是引起高血壓、冠心病、肥胖症、肌肉疼痛、糖尿病和其他慢性疾病的禍首。

而克氏循環（三羧酸循環或檸檬酸循環）是製造體內大部分能量的「工廠」，也是維持生命的根源。它不可缺少，一旦沒有了它，我們就無法生存。根據「克氏循環」理論，我們所攝入的這些營養素在進入檸檬酸循環前都必須先和乙酸（食醋中含有大量乙酸）結合，之後才能在檸檬酸循環裡轉化成能量。在這一循環中，進入人體的醋酸在一系列酶促反應中與乳酸、檸檬酸與焦性葡萄糖酸結合（反應），放出二氧化碳和水，而二氧化碳則由肺部排出，因此減低了血液中的碳酸成分，使體液呈弱鹼性。實驗證明，人們在服用食醋 2 小時後，尿液將變得清澈。而且食醋還能使人對任何食品都感到味美，這也是

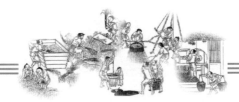

人類適量服用食醋可消除疲勞、提高預防疾病的能力、長保健康的原因。

　　自然界的造化是神奇的，而這種奇妙的造化最集中地體現在生命的新陳代謝上。大自然將宇宙中最複雜的化學反應給予了生命，於是自然狀態下原本單一的判斷標準在生命體那裡變得不再單一，當食醋從化學領域步入食物營養領域之後，食醋便成了鹼性食品。這就是化學反應變成高級的生命反應的過程。由於醫學的進步和科學的發展，人們對食醋的醫療價值也有了更進一步的認識與瞭解。根據有關資料證實，食醋對防病治病養生，有以下幾個方面的作用：

❶防治流感

　　中醫文獻及民間，有用食醋薰蒸防治外感傷寒的經驗。據研究證明，在釀造食醋的工廠裡，工人們很少患感冒，甚至工作 20 多年也從未患過感冒，這一奇異的現象，學者們認為這與他們長期接觸食醋有很大關係。但食醋果真能預防和治療感冒嗎？這引起了有關專家們的重視。

　　幾年來，中國中醫研究院中藥研究所的科研人員，從大量文獻研究中得到啟發，認為引起感冒的病毒沒有細胞膜，酸鹼度的改變易影響其生長。另外，感冒病毒的生長，主要靠核糖核酸酶等酶內系統的催化作用，而核糖核酸酶等又受酸鹼度、溫度、微金屬離子的控制。一般的感冒病毒其生長環境的 pH 值為 6.5～7.9，應用 5%～6%的碳酸氫鈉溶液或 5%～6%的食醋液，其氫離子或氫氧離子濃度，足以控制所有感冒病毒的生長（5%食醋的 pH 值為 3.5%，碳酸氫鈉溶液的 pH 值為 8.5）。據中國中醫研究院中藥研究所與有關單位協作，單用食醋或碳酸氫鈉溶液，每日滴食 6 次，使用 3 日，臨床觀察 186 例，對感冒預防的有效率可達 92%～97%。

　　研究結果證實，釀醋廠工人不感冒，是與長期接觸食醋有關。加

之釀醋廠空氣中的醋酸濃度使感冒病毒難以生存，故使醋廠工人不易感冒。由此可見，食醋能預防和治療感冒是有科學依據的。

據《中藥大辭典》臨床報導：某年冬天，某部隊先後有 13 個連隊發生流感，其中 12 個連隊用食醋，以每立方公尺空間 5～10ml 計算，按比例以 1～2 倍水稀釋後加熱，每次薰蒸 1 小時用於空氣消毒，以預防感冒之流行傳染，2 天即控制了流感。而另一連隊未曾使用，結果 2 天後有 60% 的人感染，於第 3 天應用此法很快控制了蔓延。此外，在「流行性腦膜炎」流行期間，有學者曾對 84 名帶菌者進行食醋薰蒸，每日 2 次，連續 10 天，結果帶菌者全部轉為陰性。經試驗，食醋薰蒸對流感病毒也具有良好的殺滅作用。

❷消食健胃

自古以來，人們認為食醋具有增加食欲、促進消化的作用。這在我國歷代醫學文獻中多有記載。如唐代醫家陳藏器著《本草拾遺》、清代王士雄著《隨息居飲食譜》等醫籍中，都稱醋能「開胃、消食」。在我國民間，亦有用「醋茶」治消化不良。這足以說明醋是一種能幫助消化的飲品。食醋對消化系統的作用，主要是促進胃液的分泌。在日常生活中，我們只要想起酸的食物，口中就會生出唾液，並引起胃的蠕動，產生食欲。這是因為食醋中的揮發性物質和氨基酸等，能刺激人的大腦神經中樞，使消化器官分泌大量消化液，從而使消化功能大大增強。因唾液中含有能消化澱粉的澱粉酶，如果唾液和胃液的分泌量增多，不僅能增進食欲，也能促進食物的消化，維持人體健康。除此之外，我們在烹調或做涼拌菜時，適當加些食醋，這對促進食欲、幫助消化大有裨益。

成都中醫學院用醋蛋液餵養 20 隻小鼠，發現餵養醋蛋口服液後，小鼠 24 小時內食量增加，胃腸蠕動增強。現代醫學研究證明：食醋對消化系統的功能，主要是促進胃液的分泌作用。

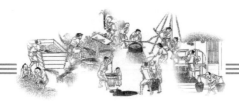

❸防治腹瀉、下痢

近年來,常有報導用食醋治療腹瀉、痢疾,並取得了極好的療效。同時,用食醋治療腹瀉、痢疾的方法也很多,如以紅茶(或花茶)10克,用沸水沖泡,然後加食醋少許,每日 1 次,熱服,有澀腸止瀉的作用。又如以鹽水梅 1 枚,茶葉 10 克,用沸水沖泡,加醋適量,熱服。用於治療痢疾非常有效。以上事實說明,食醋是治療腹瀉、痢疾的良好方法。

在我國古醫籍中,用食醋治療腹瀉、下痢早有記載。如清‧羅國綱在《會約醫鏡》中說:「食醋能治腸滑瀉痢。」明‧李時珍《本草綱目》載:「治療霍亂吐瀉用鹽醋煎服。」南宋‧嚴用和《嚴氏濟生方》亦說:「凡治腹瀉、下痢方,均以藥醋糊為丸。」在我國民間,也多用「喝醋」來預防和治療痢疾、腹瀉及食物中毒等腸道傳染性疾病的發生。如服食「薑蒜醋」治療腹瀉,還有用火燒磚,然後將食醋噴在熱磚上,或將醋灑於毛巾蓋在熱磚上,趁熱坐在上面,以治療腹瀉,這在我國已有很久的歷史。

俗話說:「病從口入」,很多傳染病菌都是透過口腔進入人體的,而食醋卻可以不折不扣地把好這一關。

由於食醋中的主要成分為醋酸。醋酸具有極強的抗菌作用,它對多種細菌有殺滅作用。金黃色葡萄球菌,是發生急性胃腸炎的細菌性食物中毒最主要的病源菌之一,鼠傷寒沙門菌和病源性大腸桿菌,也都是重要的腸道傳染病病菌。實驗研究證實,以上病菌和宋內志賀菌,在醋酸濃度為 122.5 毫克／升時,只要半分鐘就能將其殺死。此外,食醋中含有多種營養成分,能增強機體的調節功能,當腹瀉、下痢導致身體虛弱時,食醋還可補體療虛,以增強其抗病能力。

❹防治肝病,提高肝臟的解毒能力

近年來研究發現,食醋具有保護肝臟的作用,並能促進消化液的

分泌，增強肝病患者的食欲。食醋中含有豐富的氨基酸、醋酸、乳酸、蘋果酸、琥珀酸、維生素等多種肝臟所需要的營養物質。食用醋後，其營養物質被充分吸收、轉化。其轉化合成的蛋白質對肝臟組織損傷有修復作用，並可提高肝臟的解毒功能及促進新陳代謝能力，食醋本身還能殺滅肝炎病毒，從而可有效地減少肝病的發病率，並能防治肝病。

用食醋治肝病，很早就在民間廣為流傳。中醫書籍也有關於食醋治療黃疸的記載。如李時珍在《本草綱目》中說：「食醋有散瘀血、治黃疸、黃汗的功效」，同時還認為，食醋能「開胃，養肝」。在民間，常有以食醋、紅糖合用治療肝病的習慣。湖北宜昌人民醫院，就曾用米醋和複合維生素B治療急性黃疸型肝炎51例，全部治癒。而且食醋對食欲不振等症狀的改善，尤為有效。另據《中藥大辭典》臨床報導稱，用食醋治療急、慢性傳染性肝炎，取得滿意療效。

據日本‧九州大學壕本一朗博士的實驗結果表示：醋酸，蘋果酸，琥珀酸，乳酸等有機物（食醋中均含以上各種酸），對提高肝臟機能有積極的防治作用。實驗方法是給兔子注射以上幾種有機酸。從實驗結果可以看出，這幾種有機酸對於肝臟機能的影響各不相同。但從整體上看，提高肝臟功能最強的是琥珀酸，其次是醋酸。這種結果雖然不能完全適用於人類，但是攝入食醋同攝入有機酸聯繫在一起，食醋給肝臟有機酸帶來的好影響，是人們所期待的。

❺溶石、排石

據現代藥理研究發現，食醋有利尿、溶石、排石的作用。它不僅能防治便祕、尿瀦留，而且能防治腎結石、膀胱結石、尿道結石及膽結石。因結石中所含的成分多為鈣質，其中大部分為草酸鈣和磷酸鈣。食醋還能增強腎臟功能，有利尿作用，而食醋中的檸檬酸、醋酸，能顯著地增加對草酸鈣的溶解度，還能防止尿中草酸鈣結晶的形成。因

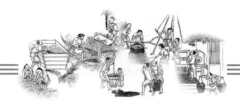

此，食醋可利尿，防治結石病，並能防止結石在尿道中沉積。

❻防治糖尿病

食醋能防治糖尿病，是近年來國內外學者的新發現，長期服用食醋能使血糖降低，並能增強體質。在我國民間，曾流傳用「醋煮雞」治療糖尿病的方法，有明顯的效果。因雞肉含有豐富的營養物質，醋雞同蒸其營養更為豐富，是糖尿病患者理想的食療方法。

在日本，有研究人員曾對 17 名糖尿病和疑似糖尿病患者，做了為時 1 個月以上飲用醋蛋液的臨床實驗。結果顯示：11 人在飲用醋蛋液 2～3 週後，血、尿糖下降或消失。其中有個別患者因受飲食過量的影響，使尿糖恢復原來的數值，但其血糖仍有下降。

我國歷代醫家「以醋為藥用」治療消渴（糖尿病）症者，也多有記載。如唐・孫思邈《千金要方》中，用「醋浸羊脂」治虛勞口渴；南宋・魏峴撰《魏氏家藏方》用「好醋（銼）浸宣連，焙乾研末，醋糊為丸」治療消渴症等等，也屢見不鮮。

早年，筆者效法我國醫聖張仲景《傷寒論》中「苦酒湯」之寓意，將善於「除癥結、斂咽瘡、散瘀血」的山西老陳醋為溶劑，酌加以活血化瘀為主的中草藥，研製而成「苦酒開音湯」試劑，主治慢性咽炎及各種聲音嘶啞症，殊獲滿意療效。然而我的友人山西大學劉某，卻誤將其當成治糖尿病之藥，饋贈給廣州軍區他的一位朋友（糖尿病患者），其將本藥取代了每日按時按量所注射的胰島素。想不到其血糖、尿糖值，居然還保持相對穩定。這一偶然的巧合，進一步說明食醋對糖尿病患者，確具有一定的降糖功效。

❼益血

食醋有「益血」以及「醒神通竅」的作用。本法一般多用於產婦分娩之後，症見頭暈眼花，不能坐起或心胸煩悶，甚則口噤神昏，突

然暈厥。歷代醫家常將食醋盛碗內，用燒紅的鐵塊或淨白石投入醋碗中，以所淬出的熱氣熏產婦鼻孔 2～3 分鐘，產婦即可甦醒過來。北宋·寇宗奭在《本草衍義》中說：「產婦房中常得醋氣則為佳，醋益血也。」唐·陳藏器《本草拾遺》也說：「治產後血脹、血暈，及一切中惡邪氣，卒時昏冒者，以大炭火熨斗內以釀米醋沃之，酸氣遍室中，血行氣通痰下，面神自清矣。」

有關醋的「益血」作用，成都中醫學院研究亦曾證明：醋蛋液能提高小鼠外周血紅蛋白和紅血球總數的作用。在民間，有飲服動物血以治療貧血（即中醫所說的「以物補物」）。在服用時，往往在其中加些食醋，以提高其吸收率。這對於治療缺鐵性貧血，有很好的療效。

❽養顏護膚、祛斑美容

「醋」是中藥中不可多得的一味「祛斑美容」良藥。因它含有大量的維生素 C，所以醋可作為人體內的一種還原劑，在黑色素形成的過程中，醋能有效地抑制酪氨酸的氧化，減少人體內黑色素的沉積。尤其山西老陳醋中的鈣、鉀、鈉等無機礦物質元素，能有效地改善血液中的酸鹼度，減少皮膚中色素斑的形成。這對黃褐斑、雀斑等症，均具有一定的消解作用。食醋中還含有維生素 B_1、B_2 等，它能阻止人體細胞內不飽和脂肪的氧化分解，維持上皮細胞完整，有利於保護皮膚、防止其角化和乾燥，使皮膚富有光澤。

據有關資料報導：在夏季，人們大部分皮膚曝露於外。受陽光的照射與紫外線的影響，皮膚本身的保護物——皮脂和水分會大量蒸發，導致皮膚粗糙而乾燥、失去光澤，甚者會形成色素斑。再加曝露在外的皮膚，因直接接觸空氣中的塵埃及大量細菌，同時又受汗水的長時間浸漬，一旦毛孔堵塞、排汗不暢，各種皮膚病如汗斑、痱子、日光性皮炎便會由此而生。

此時如在洗臉、洗澡時水中加幾滴醋，即可除掉皮膚表面及深層

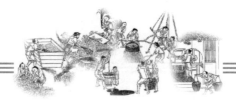

的污垢，並能殺死皮膚上的細菌，增強皮膚的活力，供給皮膚營養，使皮膚變的光滑柔潤，各種皮膚病也會隨之減退或消失。這是因為醋中的醋酸、乳酸、氨基酸、甘油和醛類化合物，對人的皮膚有「散瘀」及「柔和」的刺激作用，能使血管擴張，增加皮膚血液循環，尤其對殺滅皮膚淺部真菌作用最強。

而隨著年齡的增長，人體中過氧化脂質（亦稱人體的鏽）會不斷地增加，導致細胞功能無法正常發揮。當體內過氧化脂質過多時，會與體內物質結合，形成具有毒性的過氧化物質。如果這種現象出現在皮膚上，會使皮膚的新陳代謝能力減退，使廢物（如色素類物質）積聚在皮膚表面，形成烏斑（老年斑）；也會使皮膚張力減弱或彈性降低，增加皮膚皺紋並變得鬆弛；而分泌油脂的皮脂腺和出汗的汗腺功能衰退，皮膚就會失去滋潤的成分。

實驗顯示：給老鼠服用惡性淋巴腺腫，能使老鼠體內過氧化脂質增加。若在其服用這種物質的同時加入些食醋，就能減少老鼠體內過氧化脂質的生成，其效果會因攝入食醋量的不同而有差異。醫學實驗還證明：食醋能抑制和降低人體衰老過程中過氧化物質的形成，減少老年斑。

由此可見，食醋不僅有較強的抑菌殺菌作用，還可溶解皮膚角質細胞的脫落，清除皮膚污垢，抑制過氧化脂質的活性，減少其生成。從而發揮養顏護膚、延緩衰老、青春永駐的功效。

❾減肥

肥胖是人體衰老的催化劑，它不僅影響到人們的健美，而且是危害人體健康的大敵。伴隨「肥胖」而帶來的諸多常見病、多發病，其中最嚴重的則是高血壓、冠心病、腦血栓、糖尿病以及動脈硬化等，這些疾病的發生，也正是人體衰老的必然現象。

用食醋浸泡黃豆治療便祕，是我國自古即有的民間驗方。最近科

學家發現，醋豆還有健身的作用。研究證明，給老鼠餵一定量的醋豆，血壓會下降 10％～ 20％，因豆子中的皂素能排除貼在血管壁上稱作 ATET-OOM 的脂肪，所以有助於減肥。另外，醋豆還能預防動脈硬化和腦血栓。這是因為豆子中的不飽和脂肪酸有減少膽固醇的作用。

而具有減肥降脂的山西老陳醋，因其含有豐富的氨基酸和有機酸等物質，可促使人體內過多的脂肪轉變為體能消耗，還可使攝入的糖與蛋白質等物質順利地進行新陳代謝，並能減少血液中膽固醇含量，平衡酸鹼值，增加胃腸蠕動，促進新陳代謝，減少鹽分的攝取及利尿等功能，使體內廢物排出，以達到體重減輕之目的。有實驗證明：肥胖者每日飲用 15 ～ 20ml 食醋，一個月內就可減輕體重 3 公斤左右。

據報導，日本九州大學健康科學中心曾對日本羅得公司使用蠶繭、黑醋開發的健康減肥產品「福山絹黑醋」膠囊進行臨床試驗，結果為：肥胖者服用一個月後，總膽固醇值、中性脂肪值和血糖值等均降低約百分之十。其原因是該產品所富含的多種氨基酸可有效地分解體內脂肪和阻止脂肪合成，且不減少食量就能收到較好的減肥效果。此外，這種產品還有緩解肝臟疾病的作用。

❿降低膽固醇

膽固醇是組成人體細胞的營養物質。它大部分是由人體自身合成的，也有一部分是透過飲食攝取。一個健康的成年人，體內膽固醇總量 50 ～ 80 克。這些膽固醇的去路有兩條：一條是透過腸道排出體外；另一條是透過肝臟用於全身的新陳代謝。在正常情況下，人體合成膽固醇量能自動調節。食物中的膽固醇攝入多了，體內合成的數量就會自動減少；攝入少了，合成就多些。因此，一個代謝正常的人攝入膽固醇多少關係不大。但是，有些中老年人，由於內分泌和血脂代謝的失調，自動調節的功能發生紊亂，增加的血膽固醇就會逐漸沉積在血管壁上，使血管壁管腔變窄，並向外擴大至管壁中層，破壞管壁的纖

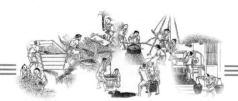

維，引起結締組織增生，從而使血管肥厚而硬化。這種情況發生在冠狀動脈，稱為冠狀動脈粥樣硬化性心臟病，簡稱冠心病；若發生在腦動脈，稱為腦動脈硬化。此外，體內膽固醇增高，還是膽囊結石形成的主要原因。因此，要避免膽固醇過多，除注意飲食外，長期食用食醋，是降低膽固醇的一種有效方法。

現代研究證明，食醋之所以能降低血膽固醇含量，是因為食醋中含有尼克酸和維生素 C 的緣故，它們均是膽固醇的剋星。因為食醋中的尼克酸能促使膽固醇經腸道隨糞便排泄，使血漿和組織中膽固醇含量減少；食醋中的維生素 C 也具有促進膽固醇排出的效果。據報導，給予高膽固醇的人服用維生素 C，不久即可看到血液中膽固醇及中性脂肪降低。食醋還能保護食物中的維生素 C 不被破壞，長期食用食醋還能使體內維生素 C 不斷增加，從而促使人體內膽固醇含量降低。

⓫降低高血壓，防止動脈硬化

高血壓是嚴重威脅人類健康的常見病，是引起心臟病、腦溢血的重要因素。全世界每年因心、腦血管病大約吞噬 1200 萬人的生命。血壓上升的原因甚多，迄今尚無理想的預防對策。一旦患上高血壓，就很難恢復正常。

近年來，有學者曾做過一次試驗，他們挑選了 9 個人，每天午後 3 點，吃 5 粒醋泡黃豆，持續 3 個月。其間，每週測量血壓 1 次，結果血壓明顯趨於正常。在我國民間，很早亦有用醋泡花生米防治高血壓的先例。選用飽滿帶衣的生花生米半碗，倒入上等食醋至滿，浸飽 7 日，從第 8 日起，每日早、晚各服 10 粒，可降低高血壓。

食醋之所以能夠降低高血壓，是因為食醋中含有維生素 C 和尼克酸，它能擴張血管，促進膽固醇的排泄，並增強血管的彈性和滲透能力。血膽固醇降低，對防治心臟病、高血壓均有良好的作用。此外，食醋還能增強腎臟功能，有利尿作用。透過利尿使鈉排出，間接引起

降壓。因此，高血壓患者，可少吃些鹽多吃些醋。持續每日食用山西老陳醋，或用山西老陳醋浸泡黃豆、花生米服用，或食用醋蛋液，都能有效地預防和治療高血壓，軟化血管。筆者曾用山西老陳醋配以相關中草藥，每天固定泡腳，也能收到良好的療效。

⓬軟化骨刺

中醫學認為，食醋外敷有活血、消腫、止痛的作用，臨床中常用醋調中藥外敷治療腰腿扭傷、骨折、軟組織損傷等，能迅速消腫止痛。由於食醋有脫骨作用，所以對骨質增生及骨刺的形成，具有極好的治療作用。

臨床常以這一原理為依據，酌加食醋治療骨質增生，取得滿意療效。如用食醋炒麩皮熱敷治療足跟骨刺；或加入中藥煎煮取汁進行離子透入，治療各部位的骨質增生。如將中藥川烏、草烏、白芷、馬錢子、土鱉蟲、透骨草、威靈仙等中藥研末，加醋調成糊狀外敷，可治療腰椎間盤突出、坐骨神經痛、骨折等。醋調中成藥七厘散、跌打丸，治療跌打損傷、筋骨疼痛，都有明顯的散瘀、消腫、止痛作用。筆者曾以山西老陳醋為溶劑，酌加 10 餘種中草藥研製而成的「藥醋液」，熱敷患處治療骨質增生及各種風寒濕痹，每獲顯著療效。實踐證明，山西老陳醋確具有軟化骨刺，及散瘀、消腫、止痛等諸多功效。

⓭抑殺蛔蟲、蟯蟲等寄生蟲

從古今中外大量事實中都能看到食醋的抑殺寄生蟲功效。例如膽道蛔蟲症患者，絞痛發作，翻滾難忍時，只需飲用食醋半杯，片刻就能讓蛔蟲停止活動，從而使絞痛緩解。又如小兒蟯蟲病，在臨睡前，取棉球飽蘸食醋，塞入小兒肛門過夜，次晨取出即癒。可見食醋抑殺蛔蟲、蟯蟲之功效，十分顯著。

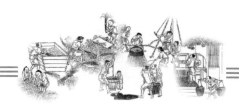

⑭調節人體酸鹼平衡

據營養學家分析，食醋是一種生理鹼性食品，經體內代謝可產生鹼性反應。由於人體每天食用大量酸性食品如：肉類、魚、蛋、米、麵等，所以經常食用食醋可以中和酸性反應，從而維持人體內環境的酸鹼平衡。

近年來，日本為了調節人體內的酸鹼平衡，推行了一種「醋水療法」，是將 20ml 醋與 180ml 開水混合，也可以加入白糖、牛奶或果汁（糖尿病患者慎用）。一天三次，每餐後飲用 1 杯，既能降低血壓、血糖與膽固醇，又能防治肩周炎、肝炎、腦梗塞、中風後遺症、失眠、全身疲勞、植物神經失調等症，同時還有減肥之功效。

⑮提高兒童智商

近年來，醫學人員研究發現，人體體液的酸鹼度與智商水準有著密切關係。在體液酸鹼度允許的範圍內，酸性偏高者智商較低，鹼性偏高者則智商較高。為證實這一觀點，有關科學家曾對數十名 6 ～ 13 歲的男孩進行測試，結果顯示，大腦皮層中的體液 pH 值大於 7.0 的孩子，比小於 7.0 的孩子的智商高出 1 倍之多。

人們知道，健康人的體液(主要是血液)應呈微鹼性(pH 值為 7.3 ～ 7.5)，這樣有利於機體對蛋白質等營養物質的吸收利用，並使體內的血液循環和免疫系統保持良好狀態，人的精力也就顯得較為充沛。而有些孩子則表現為脾氣暴躁、多動，學習精力不集中，常感疲乏無力，且易患感冒、齲齒及牙周炎等疾病，其原因與體液酸度偏高有關。而人體酸鹼度的高低主要是由體內酸性無機鹽和鹼性無機鹽的含量來決定，其取決因素除機體內部的自我調節功能外，就是日常飲食中的食物所構成。

而富含有鈣、鐵、鎂、鉀、鈉等 10 餘種微量元素的食醋，因其被攝入人體後最終代謝產物呈鹼性，且根據英國科學家克里比斯的「克

氏循環」理論依據，在人體所攝入的各種營養素與食醋中的乙酸結合後，才能將這些營養素轉化成能量供身體使用，促使人體體液趨於弱鹼性。因而科學家們建議：改善飲食結構，多吃鹼性食品，這對兒童的健康成長及智力水準、學習成績的提高會產生事倍功半的作用。

⓰解除疲勞

疲勞綜合症常見為疲憊、煩躁、易怒、腰痠背痛、頭痛、眩暈、嗜睡、委靡不振、神志恍惚、四肢無力、無食欲等症。其原因主要是由於體內細胞和肌肉因乳酸堆積，血液循環不暢所致。而乳酸的形成，是造成人體疲勞的物質之一。人體內乳酸含量增加，就會帶來各種危害，其顯著的例子就是造成人體疲憊不堪。

有實驗證明：食醋中含有豐富的有機酸，攝入醋酸後，可以促進糖的代謝和丙酮酸、草醋酸的結合，減少代謝產物乳酸的產生，使肌肉中的疲勞物質乳酸和丙酮酸等被分解，從而加速疲勞症狀的消除。

另外，夏季易感疲勞，這是因為在正常情況下，人體內環境是維持在一個中性或弱鹼性狀況中的。可是當勞動和工作時間長了或是休息不好，會有大量的乳酸產生，人即會產生疲勞感。老陳醋中的醋酸有利於乳酸進一步氧化，變為水和二氧化碳，水繼續參與機體代謝或變成尿液和汗水排出，二氧化碳則由肺呼出體外，因此，食醋具有獨特的預防和消除疲勞的奇效。

⓱消癰解毒

中醫認為，食醋具有消癰解毒的作用。魏·吳普《名醫別錄》說：「醋可消癰腫，殺邪毒。」明·倪朱漠在《本草匯言》中也說：「醋，解熱毒、消癰腫。」在臨床中，食醋常用於治療外科一般炎症，效果顯著。如取食醋 250CC，置搪瓷碗中加熱，沸後加入乳香、沒藥末各 6 克，邊攪拌邊加入澱粉 60 克，待成糊狀後即將其塗於牛皮紙上（面

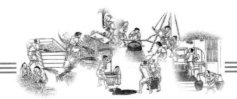

積應大於病變範圍，厚 1 ～ 1.5 公分），等溫度降至 50℃左右時敷於患處，外加 3 ～ 4 層厚紗布包紮。如有傷口，按常規處理，必須在敷以凡士林紗布後再敷醋膏（勿直接塗於傷口）。凡癤、癰、蜂窩性組織炎、丹毒、膿腫、腮腺炎、乳腺炎等急性炎症，皆可應用。但對於結核性炎症及骨髓炎等，則不適用。

⓲除癥結、斂咽瘡、利咽開音

筆者早年曾是一個酷愛傳統醫學的文藝工作者，想當年，目睹許多藝術天賦極高的歌唱（戲曲）演員，僅因聲音嘶啞症失治或誤治，竟失去寶貴的藝術生命，十分令人惋惜。所以在 70 年代初，就效法東漢醫聖·張仲景《傷寒雜病論》中「少陰病，咽中傷，生瘡，不能語言，聲不出者，苦酒（醋）湯主之」的用藥宗旨，針對歌唱演員因用聲過度、或發聲不當的發病機理，認為主要的原因，是由於聲帶長期處於「高頻率、超負荷」的強烈振動，導致局部血液循環障礙，結締組織增生和代謝產物積蓄的結果。所以處方遣藥以「活血化瘀」為主，重用山西老陳醋為溶劑，研製而成「苦酒開音湯」。歷經三十餘年的臨床觀察，不僅對頑固的慢性咽炎、聲音嘶啞症有顯著療效，尤其以「藥物替代手術」治療聲帶小結、息肉等增生性病變，取得了突破性進展，之所以有如此療效，關鍵在於山西老陳醋所具有的「消癭腫，除癥積，斂咽瘡」與「補肺，發聲音」之特殊功效密切相關。

⓳解酒

食醋解酒，是人們較為熟悉的常識，這在中醫文獻中早有記載。如清·王士雄在《隨息居飲食譜》中說：「食醋可醒酒、消食。」如果飲酒過多，會使血液中酒精濃度增加，濃度愈高，醉的程度亦愈重。一般來說，當 100ml 血液中，酒精含量達 50 ～ 100mg，就會達到微醉狀態，超越此界限後，隨著酒精濃度的增加，醉的程度也隨之加重。

而食醋亦能避免大醉失態。有資料顯示，單純飲酒與隨酒同時飲用食醋，血液中的酒精濃度會有差異。也就是說，如果在飲酒的同時飲用食醋，就能降低血液中酒精的濃度，從而減輕或延緩大醉狀態的出現。

我們知道，醋中含有多種成分，這些成分相互配合，使食醋成為一種天然的「醒酒劑」。食醋能對抗和緩解酒精的抑制作用，增加胃液分泌，擴張血管，利於血液循環，提高肝臟的代謝能力，增強腎臟功能，加快利尿，促進酒精從體內迅速排出。可見食醋能解酒，是有科學依據的。

⑳防老抗衰、益壽延年

食醋因其具有多種保健功能和調節作用，可以說它是一種「防老抗衰」的最佳保健飲品。一般人每日攝取 10～15ml，就可以提高血清鈣離子濃度，提高血液中的鹼性。這對高血壓、動脈硬化等疾病的防治，均有一定的功效。另外，食醋還可以增進食慾，降低糖尿病人的血糖值，有利於體內廢物排出。同時還有防治肝病、腹瀉下痢、殺菌、抑菌、降低膽固醇，且又有防癌抗癌等多種功效。

據有關資料報導，美國有個沃蒙特村，是有名的長壽村。醫學家為解開他們長壽的祕密，紛紛以長壽村的飲食生活為中心，進行各種科學調查。結果認為：該村居民長壽的祕密是與他們長期服用蘋果醋和蜂蜜醋飲料有關。而且當地人們還用醋來治療諸如頭痛、肥胖、高血壓、眩暈、燒傷、關節炎、腎炎、食物中毒、不孕症等多種疾病，都有很好的療效。為此，美國科學家傑維斯專門總結並撰寫了《沃蒙特民間療法》一書，對這種療法予以介紹。從此，沃蒙特村在美國出了名，醋療也隨之在美國流行起來。

在日本雕塑界也有位首屈一指的老人，名叫北村西望（1884～1987）。曾獲過日本文化勳章，是長崎和平祈念像的作者。一生從事著雕塑創作，身體非常健康。據他的助手山谷令子描述：北村先生原

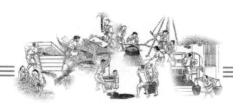

來並不喜歡食醋，後來他因一次患病後接受醫生告誡，方對食醋發生興趣，並一直持續飲用。北村先生習慣把一小杯食醋放在玻璃杯中，用水稀釋後作飲料喝。有時還加入點小蘇打，用來減輕食醋的刺激性酸味。北村先生食醋並不固定某一種，而是盡可能服用各種各樣的，飲用時間也不固定。通常情況，是將一杯兌好的食醋分二到三次喝完。或嗓子乾時，一次喝一杯，並隨時都用醋水來潤嗓子。總之，食醋是他每天不可缺少的飲料。晚年的北村先生除耳朵上有助聽器外，身體其他部位無任何疾病，白天指導學生或接待來訪者，夜間休息也很晚，真可謂是健康百歲老人。

㉑防癌抗癌

據世界衛生組織(WHO)的資料顯示，全球癌症患者約有1400萬，而中國每年約有160萬人罹患癌症，並有130萬人左右死於癌症。

目前，科學家們透過古老的中醫藥來防治癌症已得到有關專家的高度關注，而用被譽為「百藥之長」的食醋來防癌抗癌亦被大量科學研究所證實。現將所蒐集的食醋防癌抗癌有關資料，分述如下：

1. 據《中國環境報》報導：山西省清徐縣老陳醋廠已有300多年的歷史，無論已故、退休、還是在職的三代工人中，無一人患過癌症。而這家醋廠所駐地區亦屬肺癌和食道癌的高發病區。據該廠退休工人劉某說，他16歲進醋坊，直至退休，沒聽說、也沒見過同事們得癌症的。其兒子也是該廠的退休員工，做了30年的淋醋工，也未見過有員工患有癌症。另外，太原市的老字號溢源慶醋廠，位於太原市商業中心。由於太原市大氣污染嚴重，患肺癌和呼吸道疾病的人居多，而溢源慶醋廠的工作人員卻很少有人患過此類疾病。

2. 中國科學院成都地理研究所和成都科技大學的有關專家教授發現，四川盆地東北部的閬中原是癌症高發區，但從四川保寧醋廠建立近50年來，無一人死於癌症，雖有一名罹患膀胱癌患者，因其數十年

堅持喝醋療養而得以痊癒，後以 88 歲高齡無疾而終。

3. 具有近 500 年歷史的山東「王村醋廠」，從在世的、退休的和在職的三代醋廠員工中調查，無一人患過癌症，而且極少有心血管疾病患者。

4. 日本是胃癌發病率最高的國家，曾有一家公司在用米蒸煮發酵製成的醋中發現了抗癌物質。他們曾對患有腫瘤的 6 隻老鼠進行試驗，結果 2 隻老鼠的腫瘤完全消失，其餘 4 隻與未注入抗癌物質的患腫瘤老鼠相比，壽命延長了 4.5 倍。

5. 上海仁濟醫院戴勝國教授認為，食醋中含有大量的醋酸、乳酸、琥珀酸、葡萄酸、蘋果酸、氨基酸等，所以經常食用食醋，可以有效地維持人體內 pH 值的平衡，從而產生防癌抗癌的作用。

6. 中醫文獻記載：醋有散瘀、解毒之功，能治疝癖癥結。李時珍在《本草綱目》中說：「食醋能破血運，除癥塊堅積，消食，殺惡毒，破結氣……」這一觀點與現代醫學治癌的原則基本相一致。與此同時，筆者在編撰《中華醋療大全》一書中，曾大量蒐集有關《中醫內科》雜病中的「積聚」與癌症病症類中的「肺癌」、「胃癌」、「肝癌」、「大腸癌」、「白血病」、「失榮」（淋巴肉瘤）、「繭唇」（唇癌）等；《中醫婦產科》雜病中的「婦人癥瘕」（腹部腫瘤）、「子宮頸癌」、「乳岩」（乳癌）；《中醫外科》雜病中的「石癭」（類似腫瘤）等，均記述了中國傳統醫學在治療各種佔位性病變（腫瘤）的祕驗方中，大多以釀醋為主，且配以相應中草藥組合成方治療各種癌症。

7. 中國科學院曾對國內各種食醋及其主輔原料用原子吸收光譜等方法進行微測定，分析研究後證明醋本身具有殺菌作用，能直接抵抗傳染病病毒，抑制癌細胞和真菌的生存，還可抵消黃麴毒素的致癌作用，因食醋中含有一種酶，可抑制鎘和真菌的協同作用及致癌作用。

由此可見，食醋防癌抗癌功能的發現，為人類征服腫瘤開闢了一條新的途徑。食醋的開發利用，無疑能為千千萬萬瀕臨絕境而痛不欲

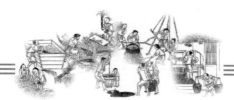

生的癌症患者獻上一片愛心，讓他（她）們能夠真正感受到絕後逢生的喜悅，給千家萬戶帶來歡樂與幸福，給傳統醫學事業帶來繁榮和昌盛。

六、「食醋」的注意事項

食醋不僅對人體有很好的保健功效，而且能預防和治療多種疾病。但是，食醋如使用不當，也會產生一些副作用。日常使用食醋時應注意以下幾點：

1.烹製菜餚時應使用鐵鍋，不要用鋁鍋、銅鍋。用鐵鍋烹飪時，鐵元素可隨之進入食品和湯料中，如再加食醋為佐料，鐵元素的浸出量將會增加。食用在鐵鍋中烹製的菜餚，有利於防治缺鐵性貧血。用鋁鍋烹飪，則不可加食醋。因為食醋會破壞鋁鍋表面的氧化鋁薄膜，使鋁的浸出量增加，食入過多的鋁會抑制腸道對磷的吸收，影響骨骼裡的磷代謝，使骨中磷的含量下降，易導致骨質疏鬆、骨折等病症；過多的鋁蓄積在腦中，可引起大腦神經細胞退化，使人出現特有的神經元纖維病變，引起記憶力損害、智力減退和性格改變等；鋁還能降低胃蛋白酶的活性，使胃液和胃酸的分泌量減少，出現腹脹、消化不良、食欲減退，甚至會導致厭食等現象發生。

此外，需要加食醋的菜餚中，也不能放在銅鍋、銅勺內烹調。因食醋也能溶解銅。過多的銅被人體吸收，會引起銅中毒。因此，在烹飪菜餚時，最好用鐵鍋為宜。

2.食醋的保健功能很多，但用量要適宜。在正常情況下食醋的食用量，成人每天攝入 20～40CC 為宜，最多不要超過 100CC。老弱婦孺病人則應根據體質情況減少食醋用量。為了治病，每天大量飲醋或服用醋蛋液，是不可取的。用食醋治病應持科學態度，食醋的攝入量要適度，不要急於求成。最初應該少量試服，不適應者可減少食醋用

量或停止服食。此外，服用食醋後，應隨時漱口，以免損傷牙齒。

3. 食醋雖然對人體有多種保健功能，但對少部分人來說，則不宜食用。例如，對醋過敏者、胃潰瘍病患者和低血壓患者，則不要服用食醋和醋蛋液，以免引起其他疾病或加重病情。如對食醋過敏者服食醋時，有可能引起過敏症狀；胃潰瘍患者食醋過多會使潰瘍病加重。服用食醋和醋蛋液對人體雖有保健治療作用，但低血壓患者則要慎食，尤其對患有低血壓的老年病人，在服用醋蛋液時不要強飲，以免引起不適。腎炎病人在發病期間、膽囊切除手術的病人在手術後半年內，均應慎用食醋。

另外，膽石症患者宜少食醋，過多地服用食醋，會誘發膽絞痛。因酸度過高的食醋進入十二指腸後，可刺激其分泌腸激素，引起膽囊收縮，進而引發膽絞痛。服用一些藥物後也不宜食醋，如磺胺類藥物在酸性環境中，容易形成結晶，從而損害腎臟；服用碳酸氫鈉、氧化鎂、胃舒平、氫氧化鋁等鹼性藥物時，若服用食醋，會使藥物作用被抵消。服用慶大黴素、紅黴素等抗生素時，也最好不要食用醋，以免降低藥效。

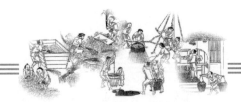

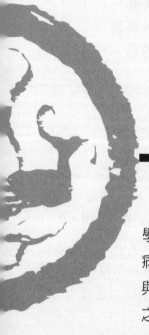

第二章　中醫內科疾病

　　中醫內科，是我國醫學中具有完整理論體系和豐富學術內容的一門學科，是其他臨床學科的基礎。內科雜病病種繁多，其中包括臟腑、氣血、津液、經絡、蟲病與腫瘤等病症。另外，中醫外感病症，也歸屬內科範疇之列。

第一節 外感病症

> 外感病症，是指感受六淫（即風、寒、暑、濕、燥、火六種病邪的合稱）、疫癘之氣等外邪，侵犯人體皮毛肌膚，或從口鼻而入，均自外而入。本節病因分類，其中主要包括感冒、痢疾、霍亂、霍亂轉筋、瘧疾等病症。

一、感冒（普通感冒和流行性感冒）

感冒，又稱「傷風」、「冒風」。多因氣候突變、反常、忽冷忽熱，使人調節機能不能適應而引起。由於四季氣候不同，病邪與患者體質各異，其臨床症狀也各不相同。如症見噴嚏、鼻塞、流涕、頭痛、全身痠痛、惡風寒，或發熱、或咳嗽、或咽痛等，現代醫學稱上呼吸道感染；若因風邪挾疫癘之氣所致者，並在一個時期內廣為流行，病情較一般感冒為重，症候多相類似，傳染性強者，中醫稱為時行感冒，類似於現代醫學所稱的流行性感冒。

（1）食醋蒸餾液

【來源】出自《民間驗方》。

【處方】食醋 1000CC。

【用法】用小型蒸餾器或土法蒸餾設施蒸餾，蒐集食醋蒸餾液 500CC 備用。使用時，用喉頭噴霧器向喉部擠壓 3～5 下，每日 1 次，連用 7 日。

【功能】殺菌、抗病毒。適用於流行性感冒。

【附注】重慶市工人療養院在流行性感冒流行區，選 147 人用食醋蒸餾液預防，另 147 人不用任何藥物預防。結果顯示，用食醋蒸餾

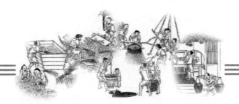

液後，病毒轉陰性率高，陽性率低，對預防流感有肯定的效果，對已出現的症狀、體徵者，也有很好的治療作用。

（2）蔥白薑醋湯

【**來源**】出自《民間驗方》。

【**處方**】蔥白3克，生薑5克，醋100CC。

【**用法**】將醋煮沸後放蔥、薑，先口鼻吸聞其氣味，3分鐘後，加少許開水服之。

【**功能**】開通肺氣，發汗解表。治療一切感冒。

【**附注**】山西省文水縣中醫院常培華說明，此方是民間廣泛流傳的治療多種感冒的驗方，經臨床多次驗證，應用此方1～2次即可基本痊癒。具有經濟實惠，實用有效，簡便易行，一用就靈的特點。

（3）神仙粥

【**來源**】清·陶承熹（東亭）《惠直堂經驗方·卷一方》神仙粥。

【**處方**】肥大蔥白（帶鬚）5～7根，糯米60克，生薑5片，米醋半盅。

【**用法**】先以水煮糯米、生薑，次入蔥白，煮至米熟，加米醋半盅，和勻，趁熱吃粥。吃粥後，蓋被入睡，以微微出汗為佳。

【**功能**】發汗解表，驅風散寒。治療感冒風寒初起，頭痛，骨節疼痛以及四時疫氣流行等症，其效甚佳。有人寫詩贊曰：「一把糯米煮成粥，七個蔥白七片薑，煮熟兌入半杯醋，傷風感冒保安康。」

【**附注**】相傳，元·文宗圖帖木爾一次南巡，不慎受風寒，御醫煮此粥。文宗圖帖木爾食後，精神爍然，此後故以「神仙粥」謂之。本方屬辛溫解表之劑，對怕熱不怕冷、高熱煩躁的「風熱感冒」病人，不在此方之列。

醋
療
驗
方
：
中
國
歷
代
日
常
生
活
常
見
病
療
法

🌀 二、痢疾（急、慢性細菌性痢疾等）

　　痢疾，是夏秋季節常見的急性腸道傳染病，其表現為腹部疼痛，裡急後重，下黏液及膿血樣大便為特徵。主要因濕熱或疫毒外侵而起，亦可因七情內傷或食入穢濁，積滯腸中，傳導失常所致。本病雖屬夏秋季節的常見病和多發病，但冬春兩季也可見到。可見於現代醫學的急、慢性細菌性痢疾，急、慢性阿米巴痢疾等疾病。

（1）醋煎豆腐方

【**來源**】明‧李時珍（東璧）《本草綱目‧穀部二十五卷》。

【**處方**】白豆腐、醋各適量。

【**用法**】上兩味，醋煎食之。

【**功能**】寬中益氣，和脾益胃。主治休息久痢。

【**附注**】本方源自《普濟方》，明‧皇子朱橚（周定王）等編撰。

【**附注**】休息痢，係指下痢屢發屢止，日久不癒，故名。其原因有因痢疾初起，止澀太早，治療不當，以致腸中積熱未盡；或因飲食失節；或因過服寒涼，脾腎陽虛所致。

（2）黑木耳鹽醋方

【**來源**】北宋‧王懷隱等奉敕編撰《太平聖惠方》。

【**處方**】黑木耳一兩（30克），鹽、醋適量。

【**用法**】用水兩大盞，煮黑木耳令熟，先加以鹽、醋同食黑木耳，後服其汁，日兩服。

【**功能**】涼血止血，散瘀解毒。主治血痢，日夜不止，腹中痛，心神麻悶。

【**附注**】血痢，痢疾症候類型之一。本病由濕熱毒邪盛於血分，傷及腸絡，下痢純血者，稱「血痢」或「赤痢」。本方明‧朱橚等撰《普濟方》、李時珍《本草綱目‧菜部第二十八卷》中，均有收載。

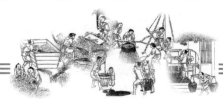

（3）芍藥柏皮丸

【來源】金・劉完素（守真）《素問病機氣宜保命集・卷中》。

【處方】芍藥、黃柏各等分，醋適量。

【用法】上為細末，醋糊為丸，梧桐子大。每服 50～200 丸，空腹時用溫水送下。

【功能】清熱燥濕，斂陰澀血。治療便下膿血痢，脈平，發於春分至立秋者。

【附注】膿血痢，是指痢下多膿血者。《諸病源候論・痢疾諸病》曰：「積熱蘊結，血化為膿，腸虛則泄，故成膿血痢也。」

（4）艾薑丸

【來源】明・李時珍（東璧）《本草綱目・草部第十五卷》。

【處方】陳北艾 120 克，乾薑（炮）90 克，醋、陳倉米各適量。

【用法】前兩味，共研為末，醋煮陳倉米為糊丸梧子大。每服 70 丸，空腹米飲下，甚有奇效。

【功能】澀腸止瀉，溫中散寒。主治老小白痢。

【附注】白痢，本病多由濕熱毒邪滯於氣分，下痢白色，如鼻涕樣的黏液，或如魚腦者，故古人稱之「白痢」。本方源自《永類鈐方》，元・李仲南撰。

（5）雞蛋餅

【來源】北宋・趙佶敕撰《聖濟總錄》。

【處方】雞蛋三顆，麵粉少許，米醋 3～5 匙。

【用法】雞蛋，打去殼，醋炒熟，入麵粉少許，和做餅子炙熟，空腹食之。

【功能】補中益氣，燥濕健脾。主治久痢臍腹痛。

【附注】久痢，指痢疾久延不癒者。症見大便常帶黏凍血液，腰

部隱痛，虛坐努責，甚至脫肛，肌肉消瘦，神疲乏力，食欲不振等症。五代吳越《日華子本草》亦云：雞子，醋煮，治久痢。

（6）漏蘆丸

【來源】北宋·趙佶敕撰《聖濟總錄》。

【處方】艾葉(炒)120克，漏蘆30克，米醋3000CC。

【用法】前兩味，搗羅為末，取藥末一半，用米醋同熬成膏，後把另一半藥末加入，和成丸子，如梧子大。每服30丸，溫米飲送下，食前服。

【功能】溫經散寒，澀腸固脫。主治冷勞瀉痢，及婦人產後帶下諸疾。

【附注】冷勞瀉痢，又叫「寒痢」。多因炎熱貪涼，過食生冷不潔之物，寒氣凝滯，脾陽受傷所致。有痢下色白，或赤白相兼，質稀氣腥，苔白、脈遲等症。本方明·李時珍《本草綱目·草部第十五卷》及《中藥大辭典》中，均有收載。

（7）吳附散

【來源】清·吳尚先（師機）《理瀹駢文》。

【處方】吳茱萸3克，附子6克，食醋適量。

【用法】前兩味，共研細末，用食醋調勻，敷臍中或湧泉穴（雙），每日換藥1次。

【功能】溫中散寒，澀腸止瀉。治療噤口痢。

【附注】噤口痢，係指痢疾而見飲食不進，食即吐出，或嘔不能食者。常見於疫痢、濕熱痢病程中的某一階段，是痢疾比較嚴重的症候。本病多因濕濁熱毒蘊結腸中，毒盛而傷害胃氣，胃陰受劫；或因久病脾胃兩傷，胃失和降，輸化無力，氣機阻塞所致。

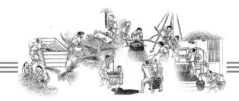

（8）香連丸

【**來源**】明・王肯堂（西念居士）《證治準繩・幼科集七方》。

【**處方**】黃連、木香、訶子皮各 30 克，肉豆蔻兩個，黃芩 15 克，醋適量。

【**用法**】上藥，為細末，煉蜜為丸，綠豆大。成人每服 10 丸，小兒每服 5 丸，空腹煎醋漿湯送下，日 3 次。

【**功能**】清熱燥濕，澀腸止瀉。治療赤白痢。

【**附注**】赤白痢，痢疾症候類型之一。指下痢黏凍膿血，赤白相雜。本病多因脾胃濕熱內蘊，胃不消導，脾失健運，濕熱夾滯所致。

⊕ 三、霍亂

霍亂是指夏秋之季，感受時行疫癘，疫毒隨飲食而入，損傷脾胃，升降失司，清濁相干，臨床出現以劇烈而頻繁的吐瀉，腹痛或不痛為特徵的疾病。因其發病驟急，病變起於頃刻之間，揮霍撩亂，故名霍亂。此外，雖非時行疫癘所感，但症見病起急驟，吐瀉交作而撩亂者，亦屬霍亂範疇。中醫霍亂的範圍較廣，包括西醫的霍亂、副霍亂，亦包括急性胃腸炎等病。

（1）綠豆葉醋服方

【**來源**】北宋・劉翰、馬志等撰《開寶本草》。

【**處方**】鮮綠豆葉一把，米醋適量。

【**用法**】取綠豆葉新鮮者一把，洗淨，放開水中汰過，絞汁和醋少許，溫服。

【**功能**】清熱解毒，和胃止嘔。治療霍亂吐下。

（2）治霍亂急救回陽方

【**來源**】清・張錫純《醫學衷中參西錄》。

【處方】蔥白或艾葉不拘多少，多多益善。

【用法】將蔥白切絲，醋炒。或將乾艾葉揉碎，入米醋炙炒，視冷暖適宜，趁熱熨腋下，少腹、四肢屈處及兩足心湧泉穴。涼則重加醋炒熱，換貼之。

【功能】散瘀止瀉，通陽救逆。主治霍亂吐瀉已極，精神昏昏，氣息奄奄至死者。

（3）玉華丹

【來源】明·李時珍（東璧）《本草綱目·石部第十一卷》。

【處方】白礬 60 克，醋適量。

【用法】白礬煅為末，醋糊為丸，如梧桐子大，每服 10～15 丸，小兒酌減，用木瓜湯送下。

【功能】清暑解毒，調和腸胃。治療伏暑吐瀉。

【附注】伏暑吐瀉，病症名。伏暑是指發於深秋以至冬月的伏氣溫病。古人認為夏季大熱，感受暑邪，伏於腸胃，而不即時發病，待秋氣候涼爽，感受外邪，引動伏暑，亂於腸胃，清濁相干，則成吐瀉。其症突然嘔吐，腹瀉，小便不利，瀉下物色黃或赤等。

四、霍亂轉筋

霍亂轉筋，又名轉筋霍亂。指霍亂吐利後筋脈攣急者。本病多因大吐大瀉，津液暴失，氣血虧損，筋脈失養，或復感風冷所致。亦因陰陽氣血衰少，風冷外襲，或血分有熱所致。常發於小腿肚，甚則牽連腹部拘急。

（1）鹽醋煎

【來源】清·景日昣（冬陽）《嵩崖尊生全書·卷九》。

【處方】鹽 1 撮，醋 1 盅（150～300CC）。

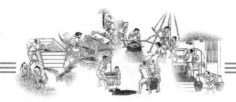

【用法】將醋放入瓷器內，置爐上待沸時加入食鹽即成，1次服下。

【功能】清火消痰，降逆止嘔。治療霍亂，吐瀉轉筋，頭眩肢冷，須臾不救者。

（2）扁豆葉汁醋服方

【來源】明·李時珍（東璧）《本草綱目·穀部第二十四卷》。

【處方】扁豆葉1把，醋少許。

【用法】取鮮扁豆葉，生搗1把，入少醋絞汁，頓服之，立瘥。

【功能】消暑化濕，和胃止嘔。主治吐下不止，吐利後轉筋。

【附注】本方源自《名醫別錄》，魏晉間諸名醫原撰，或云：「名醫」即魏吳普、李當之，或著錄為陶氏撰。明·李時珍將陶氏作陶弘景，故將《別錄》與《本草經集注》內容相混。現一般認為此書原始內容非陶弘景所撰，但現存此書條文則經過陶弘景整理編纂。

（3）吳茱萸艾醋方

【來源】五代吳越·日華子（大明）《日華子諸家本草》。

【處方】吳茱萸葉、艾葉、醋各適量。

【用法】將吳茱萸葉、艾葉搗爛，加醋拌和，布裹之，加熱熨患處。

【功能】溫陽散寒，活絡通脈。治療霍亂腳轉筋。

五、瘧疾

瘧疾，指以間歇性寒顫、高熱、出汗為特徵的傳染性疾病。發病急驟，先惡寒顫慄，面色蒼白，肢體厥冷，雖蓋被而不覺溫，繼則壯熱，體若燔炭，面色潮紅，頭痛如劈，口渴欲飲，雖近冰而不涼。如此寒熱往來，反覆發作，間日一發，或一日一發，或三日一發為臨床特徵

的疾病。古人觀察到本病多發於夏秋季節及山林多蚊地帶，在中國主要存在於南方。

　　西醫的瘧疾多屬本病正瘧範圍。瘧疾未能及時控制，或日久不癒，產生貧血，即是勞瘧；瘧疾脾臟腫大，即是瘧母。

（1）治老瘧勞瘧方

【來源】東晉・葛洪（稚川）撰《肘後備急方》。

【處方】鱉甲、醋、黃酒各適量。

【用法】鱉甲，醋炙黃，研為細末，酒服方匕（1克多），隔夜一服清早一服，臨時（即病發時）一服，無不斷者。入雄黃少許，更佳。

【功能】散瘀化結，除症堅積。治療老瘧、勞瘧。

【附注】①老瘧，瘧疾之一。指瘧疾延久不癒，深入三陰經者。《丹溪心法・瘧》：老瘧者，此係風暑於陰分，用血藥引出陽分則散，又名瘧母。②勞瘧，病名。瘧疾的一種。指瘧久不瘥，表裡俱虛，小勞復發。症見寒熱不止，或發於晝，或發於夜，食欲減退，肌膚羸瘦，顏色萎黃，四肢無力，或瘧停稍勞即發。本方明・李時珍《本草綱目・介部四十五卷》中，亦有收載。

（2）勝金丹

【來源】清・沈金鰲（芊綠）《婦科玉尺・卷二方》。

【處方】常山（酒炒）120克，檳榔3克，醋各適量。

【用法】前兩味藥，為細末，醋糊為丸，綠豆大，每服3丸，發作前三更溫水送下。

【功能】清熱燥濕，除痰截瘧，治療子瘧。

【附注】子瘧，病名。亦稱妊娠瘧、胎瘧。多因脾胃虛弱，飲食停滯，夏傷於暑，感染瘧邪所致。

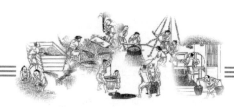

（3）十將軍丸

【來源】元・朱震亨（丹溪）《丹溪心法・卷六方》。

【處方】砂仁、檳榔、常山、草果（去殼）各 60 克，三稜（去毛、土、炮）、莪朮（生）、青皮（去白）、陳皮（去白）、烏梅、半夏（湯泡七次）各 30 克，酒、醋各 250CC。

【用法】將醋常山、草果以酒、醋各一碗浸一夜，後入餘藥同浸至晚，煮乾，取出曬乾或焙乾，為沫。酒、醋各半打糊為丸，如梧桐子大，陰乾收貯。每服 30 ～ 40 丸，白開水送下，日服兩次。

【功能】滌痰截瘧，燥濕除寒。治療瘧疾。若瘧疾不善調理，經吐下日久，榮衛虧損，邪氣伏藏脅腹，結為癥癖，名為瘧母。

【附注】本方在《中醫大辭典》、《中華名醫方劑大全》中，均有收載。

第二節 肺系病症

一、咳嗽（急、慢性支氣管炎）

咳嗽，是指外感或內傷等因素，致肺氣失宣、上逆，衝擊氣道，發出咳聲或伴咳痰為臨床特徵的一種病症，是內科中最為常見的病症之一，尤以寒冷地區發病率最高。本病多因外邪犯肺，或臟腑內傷，累及於肺所致。中醫所指的咳嗽，多見於現代醫學的呼吸道感染、急性支氣管炎、慢性支氣管炎、支氣管擴張、肺炎等疾病所引起的咳嗽。

（1）冰糖陳醋方

【來源】出自《回族方》。

【處方】冰糖 500 克，陳醋 500CC。

【用法】將冰糖置於鍋內，再把陳醋倒入，加熱煮沸後，待糖全部溶解，候涼裝瓶備用。每次服 10CC，每日 2 次。

【**功能**】補中益氣，潤肺平咳。適用於止咳嗽、化痰涎，平哮喘。

（2）明礬醋丸方

【**來源**】明·李時珍（東璧）《本草綱目·石部第十一卷》。

【**處方**】明礬 60 克，醋適量。

【**用法**】明礬，研為末，醋糊丸，梧子大。每睡時茶服下 20 ～ 30 丸。

【**功能**】燥濕化痰，止咳寧嗽。適用於化痰治嗽。

【**附注**】山西省太原市衛生局雷海勝稱：本方民間多用，該初不信其效，後來鄰居小孩患支氣管炎，經試驗，果真靈驗，多年臨床應用也證明療效的確很好。

（3）治痰嗽方

【**來源**】明·龔廷賢《魯府禁方》。

【**處方**】黃熟瓜蔞一個，杏仁、醋各適量。

【**用法**】黃熟瓜蔞，取出子若干枚，照還去皮杏仁於內，火燒存性，研極細末，醋糊為丸，如梧子大。每服 20 丸，臨睡時，白蘿蔔湯下。

【**功能**】清肺化痰，止嗽平喘。治療痰嗽。

（4）豬胰醬醋方

【**來源**】東晉·葛洪（稚川）撰《肘後備急方》。

【**處方**】豬胰一具，苦酒（醋）適量。

【**用法**】豬胰，薄切，苦酒（醋）煮食，不過兩服，即癒。

【**功能**】益肺健脾，止咳潤燥。治療肺氣咳嗽。

【**附注**】本方明·李時珍《本草綱目·獸部第五十卷》亦有收載。

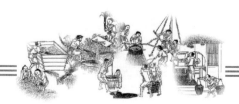

（5）蛤蚧丸

【**來源**】南宋・陳言（無擇）《三因極一病症方論・卷十方》。

【**處方**】蛤蚧一對，訶子（煨，去核）、阿膠（炒）、熟地黃、麥門冬（去心）、細辛（去苗）、甘草（炙）各 15 克，好醋適量。

【**用法**】將蛤蚧去頭、足，溫水浸，去膜，收拾乾淨，用好醋炙後，同餘藥共研細末，蜜丸如皂子大。每次服 1 丸，含化，不拘時候服。

【**功能**】溫陽益腎，潤肺止嗽。主治積勞，久咳，失音。

【**附注**】本方原名「蛤蚧散」，與劑型不符，現根據《普濟方・卷二三一方》改為「蛤蚧丸」。

二、哮喘

哮喘，即哮證與喘證的合稱。是一種以發作呼吸喘促、喉間哮鳴有聲為臨床特徵的疾病。哮與喘在發作嚴重時，均可見張口抬肩，不能平臥等症。哮常並見喘，而喘則未必見哮。本病發作的季節性和環境性較強，多在秋冬和春季發病。本病多見於西醫的支氣管哮喘、哮喘型支氣管炎，以及其他原因引起的哮喘，如肺氣腫、支氣管擴張、慢性氣管炎、風濕性心臟病、嗜酸粒細胞增多症等疾患。

（1）陳小粉膏

【**來源**】出自《民間驗方》。

【**處方**】陳小粉 500 克，食醋 240CC。

【**用法**】取陳小麥適量，加水浸沒為度，夏季浸泡 3 ～ 4 日，冬季 6 ～ 7 日，以拇指和食指輕輕一捏，粉與皮分離，即可搗爛，過濾，去渣，靜置沉澱後，去上清液，將沉澱物曬乾（即成小粉漿），放鍋內小火炒，炒時會翻泡，要不斷地攪動，待至焦黃色成塊狀時，取出隔紙放地上，冷卻後研成細末，過篩，裝瓶備用。

用時取陳小粉，食醋適量，調成糊狀，取處方大小的紙，將藥膏

塗成一長圓形狀，膏厚度 0.1 公分，從天突穴[①]一直貼到膻中穴[②]，從定喘穴[③]一直貼到肺腧穴[④]。每日換藥 1 次。成人一般 3 ～ 6 次，兒童及少年 2 ～ 3 次。

【功能】補中益氣，宣肺平喘。主治支氣管哮喘。

【附注】①天突穴，在胸骨切跡上緣正中上 0.5 寸凹陷處。②膻中穴，在胸骨上，當兩乳頭之中間取穴。女子可在第五胸肋關節之間，胸正中線上取穴。③定喘穴，在第七頸椎棘突旁 0.5 ～ 1 寸處。④肺腧穴，在第三胸椎棘突旁開 1.5 寸處。湖北省龍感湖農場醫院劉奇齡用本法臨床驗證 32 例，痊癒 24 例（75.0%），顯效 5 例（15.6%），無效 3 例（9.4%）。

（2）豬肚丸

【來源】元・朱震亨（丹溪）《丹溪心法》。

【處方】雄豬肚 1 具，杏仁 120 克，醋 3 碗。

【用法】將豬肚如常法洗淨，入杏仁，線縫其口，以水適量，醋 3 碗煮乾。先食豬肚。次將杏仁在新瓦上焙乾，去皮，分兩次服。

【功能】補中益氣，降逆平喘。主治體虛哮喘，年深或發或止者。

（3）瓊珠散

【來源】明・孫一奎（文垣）《赤水玄珠・卷七方》。

【處方】桑白皮 120 克，五味子 60 克，甘草（炙）60 克，陳皮 60 克，罌粟殼（去蒂、膜）500 克，醋 1000CC。

【用法】先將罌粟殼用醋浸三宿，曬乾，再入醋浸，再曬乾，隨後同餘藥共研細末，用冷蜜湯調服，日服 2 次，每次 6 ～ 9 克。

【功能】酸收斂肺，平喘止咳。主治咳嗽，哮喘。

【附注】服本藥期間，忌食煎炸、油膩、酒、鹹、酸等物，感冒時忌服。

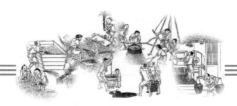

（4）麥花散

【來源】宋·朱佐（君輔）《類編朱氏集驗醫方》。

【處方】大麥曲、芫花各等分，醋適量。

【用法】前兩味，醋浸一宿，共研為末。每服 60 克，食後柳枝煎湯調下。

【功能】消食下氣，斂肺平喘。主治肺氣脹實，喘急胸滿。

【附注】芫花性味辛苦，溫，有毒。使用時宜慎，切勿過量，體質虛弱及孕婦禁服。

（5）八仙丸

【來源】明·皇子朱橚等編《普濟方·卷一六三方》。

【處方】紅棗（去核，紙裹巴豆，慢火燒煙盡）3 個，天南星（炮）30 克，半夏、小皂角（炙黃，去皮，子）、甘草（炒）、款冬花、白礬（枯）各 15 克，巴豆 7 枚，杏仁（去皮，炒）35 個，醋適量。

【用法】將上藥依法炮製，共研細末，醋糊為丸，如梧桐子大。每服 20 ～ 30 丸，溫菜汁下，喘咳細嚼，燒蘿蔔、栗子、生薑湯送下。

【功能】燥濕化痰，止咳平喘。主治喘嗽。

【附注】本方中天南星、巴豆有大毒，使用時宜慎，切勿過量。非醫者不可妄投。

三、肺癆（肺結核）

　　肺癆是一種以咳嗽、咯血、潮熱、盜汗以及身體逐漸消瘦等，且具有傳染性的消耗性疾病。如不早期治療，還會發展成肺空洞、肺硬變、胸膜炎等，嚴重損害身體健康。歷代方書中所稱之「屍疰」、「勞疰」、「毒疰」、「鬼疰」、「熱疰」、「冷疰」以及「勞嗽」、「急癆」、「疳癆」、「傳屍骨蒸」等，皆肺癆之別稱。肺癆相當於現代醫學中的肺結核，是肺系疾病中的常見病。

（1）五倍子散

【來源】出自《民間驗方》。

【處方】五倍子 30 克，食醋適量。

【用法】將五倍子研為細末，以食醋調勻，每次 3 克，外敷於神闕穴，以紗布固定，每晚換藥 1 次。

【功能】斂肺降火，斂汗止咳。治療肺結核汗症。

【附注】浙江金華市第三人民醫院李秀楠用本法臨床驗證 32 例，用藥 1 日後出汗明顯減少，3 日後白汗、盜汗消失者 13 例，5～7 日消失者 19 例。

（2）止血散

【來源】出自《民間驗方》。

【處方】白芨 30 克，百合、桃仁各 9 克，食醋適量。

【用法】上藥共研極細末，以食醋為引，開水送下。每日 2 次。

【功能】養陰潤肺，散瘀止血。主治肺結核咯血。

【附注】據載：使用本法經臨床觀察肺結核咯血患者 100 例，其中浸潤型 78 例，慢性纖維空洞型 20 例，局灶型 2 例；咯血量在 100CC 以內者 68 例，100～300CC 者 31 例，300CC 以上者 1 例。服藥後，46 例即停止咯血，41 例逐漸減少，2～3 日內停止咯血，13 例無效。

（3）虛癆膏

【來源】出自《民間驗方》。

【處方】五靈脂 30 克，白芥子 30 克，白鴿糞 30 克，大蒜（去皮）30 克，生甘草 12 克，元寸（麝香）1 克，白鳳仙花（連根葉）1 株，豬脊筋 100 克，醋適量。

【用法】先將醋放入鍋內加熱，入元寸融化，再將五靈脂、白芥

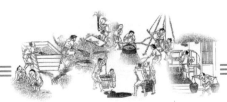

子、白鴿糞、生甘草混合粉碎過篩，和豬脊筋、白鳳仙花、大蒜和醋搗融為膏，如蠶豆大。選肺俞、脾俞、腎俞、膏肓穴，每取藥膏一丸，貼於穴位，覆以紗布，膠布固定，2 天換藥 1 次，半月為 1 療程，休息 3 日，再繼續貼用。

【功能】潤肺養陰，散瘀通竅。治療虛勞，骨蒸潮熱，咯血吐血，兩顴發紅，自汗或盜汗，脈細數之肺結核。

【附注】驗案一則：王〇〇，男，26 歲，社員。於 20 歲結婚，婚後三年，患骨蒸夜熱盜汗，咳嗽，多痰，頻頻遺精，皮膚乾燥，下午兩顴發紅，頭暈目眩，腰膝痠軟，精神疲憊，因服藥打針時間已久，常常苦惱，舌質嫩紅，脈細數。於 1973 年 10 月用虛癆膏貼穴治療 2 個多月後，已能進行輕微活動。持續治療四個多月，並配服滋陰益氣丸劑，諸症基本消失。另據安在峰編著《常見病貼敷療法》臨床報導：有人曾用此方治療陰虛肺熱型肺結核 23 例，痊癒 18 例，顯效 3 例，好轉 1 例，無效 1 例。總有效率為 95.7%。

第三節 脾胃病症

⊕ 一、嘔吐

嘔吐，又名吐逆，是指食物或痰涎等由胃中上逆而出的病症。古人謂：有聲有物謂之「吐」；有聲無物謂之「噦」（乾嘔）；只吐涎沫謂之「吐涎」。由於臨床嘔與吐常兼見，難以截然分開，故合稱嘔吐。本病多由胃失和降、胃氣上逆，以飲食、痰涎等胃內之物從胃中上湧，自口而出為主要臨床特徵的一種病症。可見於西醫的如急性胃炎、心因性嘔吐等多種胃腸道疾病。

（1）生薑醋漿方
【來源】唐·咎殷撰《食醫心鏡》。

【處方】生薑 30 克，醋漿 700CC。

【用法】將生薑切如綠豆大，以醋漿於銀器煎取 400CC，空腹和滓呷之。

【功能】溫中祛濕，和胃止嘔。治嘔吐不止，百藥不瘥。又殺腹內蛔蟲。

【附注】本方清·龍乘輯《壽世青編·卷下》、明·李時珍《本草綱目·菜部第二十六卷》中，均有記載。

（2）麵醋丸方

【來源】唐·李絳（深之）傳方，薛弘慶撰《兵部手集方》。

【處方】醋、麵粉各適量。

【用法】上兩味，醋和麵做彈丸二、三十枚，以沸湯煮熟，漉出投漿水中，待溫吞二、三枚。噦定，即不用再吞。未定，至晚再吞。

【功能】和中除熱，降逆止嘔。治療嘔噦不止。

【附注】本方明·李時珍《本草綱目·穀部第二十二卷》中，亦有收載。

（3）紫粉丸

【來源】北宋·趙佶敕撰《聖濟總錄》。

【處方】針沙 30 克，米醋 250CC。

【用法】前 1 味，以米醋浸一夜，去醋，便帶醋炒，直候銚子紅色無煙乃止。放冷細研，再用醋團，火燒通赤，取候冷，再研極細，麵糊為丸，如梧桐子大。每服 10 ～ 30 丸，粥飲下，服畢，即吃一碗粥。老弱、小兒酌減，亦可用粥送服。

【功能】消積補血，降逆止嘔。主治嘔吐食不下。

（4）正胃散

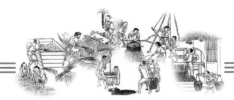

【來源】出自《法天生意》，撰人撰年不詳。

【處方】白水牛喉 1 條，米醋 1 盞。

【用法】將白水牛喉，去兩頭節並筋膜脂肉，用米醋浸之，微火炙乾、淬之，再炙、再淬，醋盡為度，研末。每服 3 克，食前陳米飲調下。

【功能】降逆止嘔，潤腸通便。治療反胃吐食、藥物不下，結腸三、五日至七、八日大便不通。

【附注】明·李時珍在《本草綱目·獸部第五十卷》中曰：「牛喉嚨治呷氣、反胃，皆以類相從也。按普濟方云：『反胃吐食，藥、食俱不下，結腸三五日至七八日，大便不通，如此者必死。昔全州周禪師得正胃散方於異人，十瘥八九，君子收之，可濟人命。用白水牛喉一條，去兩頭節並筋、膜、脂、肉，節節取下如阿膠片，收之。臨時旋炙，用米醋一盞浸之，微火炙乾淬之，再炙再淬，醋盡為度。研末，厚紙包收。或遇陰濕時，微火烘之再收。遇此疾，每服一錢（3.125克），食前陳米飲調下。輕者一服立效。』」本方元·危亦林《世醫得效方·卷五》、明·朱橚等撰《普濟方·卷三十六》及《中藥大辭典》中，均有收載。

（5）紫沉丸

【來源】金·劉完素（守真）《素問病機氣宜保命集·卷中方》。

【處方】半夏曲 9 克，烏梅（去核）6 克，代赭石 9 克，杏仁（去皮、尖）3 克，丁香 6 克，縮砂仁 9 克，沉香 3 克，檳榔 6 克，木香 3 克，橘皮 15 克，白豆蔻 1.5 克，白朮 3 克，巴豆霜（另研）1.5 克，醋適量。

【用法】上藥，研為細末，入巴豆霜令勻，醋糊為丸，如黍米大。每服 50 丸，食後用生薑湯送下。

【功能】降逆和胃，消積健脾。主治食積與寒氣相格，阻於中焦，或先脘痛而後吐食，或先吐食而後脘痛者。

【附注】本方在《中醫大辭典》、《中華名醫方劑大全》中，均有收載。另，方中巴豆霜有毒，服用時宜慎，切勿過量。

二、反胃

反胃，又名翻胃、胃反。是以脘脹痞滿、宿食不化、朝食暮吐、暮食朝吐為主要臨床表現的一種病症。多由飲食不節，酒色過度，或長期憂思鬱怒，使脾胃之氣損傷，以致氣滯、血瘀、痰疑而成。本病類似於西醫的急、慢性胃炎，十二指腸鬱結症，胃部腫瘤、胃神經官能症等而出現以上症狀者。應注意：凡患有胃及十二指腸潰瘍病者，則非本「藥醋方」所宜。

（1）胡椒醋丸方

【來源】元·戴原禮《證治要訣》。

【處方】胡椒（黑川、白川）150克，好米醋1000克。

【用法】胡椒一味，入好米醋浸之，曬乾再浸，遍數越多越好，碾末，醋糊為丸，如梧桐子大，陰乾收貯瓷瓶內，備用。每服10粒，淡醋湯下，加至30～50丸

【功能】溫中下氣，和胃降逆。主治翻（反）胃，開豁胸胃寒痰冷氣。

【附注】本方在《本草綱目·果部第三十二卷》中亦有收載，其曰：「反胃吐食，用胡椒醋浸，日乾，如此七次，為末，酒糊丸梧子大。每服30～40丸，醋湯下。」

（2）馬芹子醋方

【來源】唐·孟詵撰《食療本草》。

【處方】馬芹子（炒）60克，米醋1杯。

【用法】取馬芹子（又名：馬芹籽、胡芹、野茴香）如數，炒研，

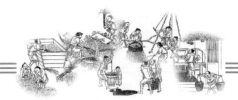

和醋 1 杯服之。

【功能】溫中暖胃，下氣消食，治療反胃。

（3）治反胃吐食方

【來源】唐・孫思邈《備急千金要方・卷十六方》。

【處方】粟米、醋各適量。

【用法】搗粟米作麵，水和做丸，如楮子大 7 枚，爛煮，納醋中，細細吞之，得下便已。麵亦得用之。

【功能】和中益氣，除熱解毒。治胃反，食即吐者。

【附注】本方明・李時珍《本草綱目・穀部》亦有收載。其曰：治「反胃吐食（脾胃氣弱，食不消化）。用粟米半升，搗成粉，加水做成丸子，如梧子大。取七枚煮熟，放一點鹽，加少許醋吞下。」

三、呃逆

呃逆，俗稱「打嗝」古稱「噦」，是指氣逆上沖，出於喉間，呃呃連聲，聲短而頻，不能自止的病症。呃逆可偶然單獨發生，亦可見於它病之兼症，呈連續或間歇性發作。其症有虛實之分，多因寒邪、胃火、氣鬱、食滯，或中焦虛寒，或下元虧損，或病後虛羸，致使胃氣上逆，失於和降所致。現代醫學認為：呃逆是由於膈肌痙攣所致。

（1）苦酒止逆湯

【來源】出自《民間驗方》。

【處方】苦酒（食醋）150～200CC。

【用法】加溫頓服。

【功能】寬隔和胃，降逆止呃。主治受涼後打呃不止。

【附注】深圳市中醫院李雙勇使用本法臨床驗證 124 例，痊癒 83 例（66.9％），顯效 26 例（21.0％），有效 12 例（9.7％），無效 3

例（2.4%），總有效率97.6%。

（2）赭石散

【來源】出自《民間驗方》。

【處方】代赭石、醋各適量。

【用法】將代赭石用火燒紅，取出用醋淋濕，陰乾後研極細末，篩過備用。必要時服6～10克，熱水送下。

【功能】平肝清火，重鎮降逆。治療新病呃逆。

【附注】①本方係湖北省孝感地區人民醫院邱友文醫師家傳方。臨床運用本方無效時，可加入溫中降逆之沉香末，與之同時沖服。需要注意的是，代赭石含有大量的砷，不宜久服；另外，因其重鎮降逆之功頗強，孕婦慎用，以免產生墮胎之弊。同時應注意不貪食冷飲食物，避免感情激動。②驗案舉例：陳○○，女，21歲。1972年6月10日初診。患者呃逆已4天，曾服他藥治療無效，投以赭石散10克，囑1次服用，後呃逆立止。

（3）川椒方

【來源】明代道士‧邵以正《祕傳經驗方》。

【處方】川椒（炒）120克，麵粉、醋各適量。

【用法】川椒炒研，麵糊丸，梧桐子大，每服10丸，醋湯下，神效。

【功能】溫中散寒，降逆止呃。治療呃噫不止。

【附注】本方源自《楊氏家藏方》，南宋‧楊倓（子靖）撰。明‧李時珍《本草綱目‧果部卷三十二方》及《中藥大辭典》中均有收載。

四、痞滿（消化不良等）

痞滿，是指心下痞塞、胸膈滿悶、觸之無形，不痛的症候。多因

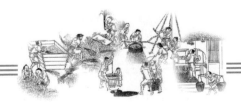

起居失調，飲食不化、氣鬱痰凝，脾胃虛弱而導致脾失健運，升降失常而致。本病主要包括西醫的慢性胃炎、胃神經官能症以及消化不良而出現「痞滿」症狀者。

（1）雞內金醋方

【來源】出自《民間驗方》。

【處方】雞內金 3 克，醋 1 匙。

【用法】將雞內金研細粉，醋調，溫開水送服。成人 1 日 3 次，小兒用量酌減

【功能】消食導滯，除脹消積。治療食欲不振，消化不良，腹脹消瘦。

【附注】雞內金運脾消食，食醋增加其活性，治療消化不良，療效顯著。據山西省高平市人民醫院王慶餘稱：其同學劉某之子，面黃肌瘦，不欲食，腹脹已近兩年，服多種中西藥無效。遂投用本方，2 天後患者食欲進步，腹脹消失。7 天後不僅飲食如常人，且面色紅潤，患兒今年 15 歲，體格健壯。因此，該臨床常用此方。

（2）薑醋飲

【來源】五代吳越・日華子（大明）《日華子諸家本草》。

【處方】生薑 15～30 克，米醋 2 盅。

【用法】將生薑搗爛，與米醋調和食之，未癒再作服。

【功能】溫中散寒，和胃止嘔。治療過食魚腥、生冷水菜果實而成積者。

（3）快膈湯

【來源】明・李時珍（東壁）《本草綱目・果部第三十卷》。

【處方】青橘皮 500 克，鹽、醋、酒各適量。

【用法】用青橘皮 500 克，分為四份：125 克用鹽湯浸，125 克用百沸湯浸，125 克用醋浸，125 克用酒浸。各 3 日後取出，去白切絲，以鹽 30 克炒微焦，研末。每用 6 克，以茶末 1.5 克，水煎溫服。亦可點服。

【功能】疏肝破氣，散結除滿。主治冷隔氣及酒食後飽悶脹滿。

（4）大蒜芒硝陳醋方

【來源】出自《白族方》。

【處方】大蒜 30 克，芒硝 30 克，陳醋適量。

【用法】將大蒜、芒硝混合搗細，加入陳醋調為糊狀，塗於腹壁，用紗布包紮，外加熱水袋敷數次，每日換藥 1 次。

【功能】消食導滯，行氣散結。治療宿食不化，脘腹脹滿等症。

【附注】白族醫師寸汝吉用此方治療飲食積滯、脾胃虛弱等原因引起的腹脹，療效滿意，且方法簡便易行。

（5）阿魏丸

【來源】元·朱震亨（丹溪）《丹溪心法·卷三方》。

【處方】連翹 30 克，山楂 60 克，黃連 36 克，阿魏 60 克，醋適量。

【用法】將前 3 味研為細末，醋煮阿魏糊為丸，如梧桐子大。每服 30 丸，用白湯送下。脾虛者，須以補脾藥佐之，切不可獨用。

【功能】消食導滯，清熱散結。主治肉積不化所致的痞滿。

【附注】本方在《中華名醫方劑大全》中，亦有收載。

（6）分氣丸

【來源】南宋·張銳《雞峰普濟方·卷二十方》。

【處方】附子、吳茱萸、當歸、川芎、陳皮、蓬莪朮、乾薑、延胡索、桂心、五味子、白芷、白芨、益智仁、白朮各 30 克，醋適量。

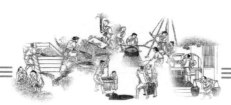

【用法】上為細末，醋煮麵糊為丸，如梧桐子大。每服20～30丸，空腹時用生薑湯送下。

【功能】溫中散寒，逐瘀除滿。主治脾胃虛弱，氣不升降，中脘痞塞，四肢倦怠，無力多困，飲食不消；或婦人榮衛俱虛，經候不調，兩脇刺痛，臍腹脹滿，肢節疼痛，時發寒熱，面色萎黃，日漸消瘦，全不思食。

（7）蓽澄茄丸

【來源】金・劉完素（守真）《黃帝素問宣明論方》。

【處方】蓽澄茄15克，良薑60克，神曲（炒）、青皮（去白）、官桂（去皮）各30克，阿魏（醋、麵裹蒸熟）15克，醋適量。

【用法】前6味共為細末，醋煮麵糊為丸，如桐子大。每服20丸，生薑湯下，不計時候。

【功能】溫中下氣，健胃消食。治療中焦痞塞，氣逆上攻，心腹痛。

（8）勝紅丸

【來源】元・沙圖穆蘇《瑞竹堂經驗方・卷一方》。

【處方】三稜（醋炙）、莪朮（醋炙）、青皮（去瓤，炒）、陳皮（去白）、乾薑（炮）、高良薑、枳實（去瓤，麩炒）、白朮（煨）、萊菔子（炒，別研）各30克，香附子（炒去毛）60克，醋適量。

【用法】前10味共研細末，醋糊為丸，如梧桐子大，每服50～70丸，薑湯或木香湯、陳皮煎湯送下，不拘時候。

【功能】溫中散寒，逐瘀消食。主治心腹痞滿少食。

【附注】本方在《中醫大辭典》、《中華名醫方劑大全》中均有收載。

五、胃痛

　　胃痛，又稱胃氣痛、胃脘痛，以胃脘部疼痛為主要臨床表現。多由憂思鬱怒，肝木橫逆犯胃或飲食勞倦，損傷脾胃之氣所致。此外，《素問·痹論》說：「飲食自倍，腸胃乃傷」，也為胃痛的常見病因。胃痛是臨床常見的一種病症，西醫的急、慢性胃炎、胃癌、胃神經官能症等而致胃脘部疼痛者，均可辨證用之。但對胃與十二指腸潰瘍病患者，則非本藥醋方所宜。

（1）小蒜煎

【來源】唐·李絳傳方，薛弘慶撰《兵部手集》。

【處方】小蒜 50～150 克，好釀醋 1 盞。

【用法】每取小蒜洗淨，以釀醋倒入煎煮，不加鹽，頓服取飽。亦可從小劑量開始，量人體質強弱，漸增之，取癒為度。

【功能】行滯氣，暖脾胃，除癥積，散瘀滯。治療心下痛不可忍，不拘十年、五年者。

【附注】心下痛，即胃脘痛。因胃脘部近心窩處發生疼痛，所以中醫叫「心下痛」，也有稱「心痛」者。本方明·李時珍《本草綱目·菜部第二十六卷》中，亦有收載。

（2）荔枝核醋方

【來源】明·胡濙（源潔）《衛生易簡方》。

【處方】荔枝核不拘多少，醋適量。

【用法】荔枝核，研為末，每服 6 克，醋湯送下，數服即癒。

【功能】溫中散寒，行氣止痛。治療脾痛不止（注：本方對脾胃虛寒型胃痛有顯效）。

【附注】本方明·李時珍《本草綱目·果部第三十一卷》亦收藏。

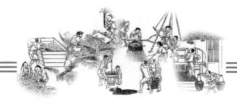

（3）芥子醋服方

【來源】五代吳越·日華子（大明）《日華子諸家本草》。

【處方】芥子末、醋各適量。

【用法】上件，酒醋調服之。

【功能】溫中散寒，行氣止痛。治療心痛。

【附註】心痛，病症名。胸脘部疼痛的統稱。元·朱震亨《丹溪心法·心脾痛》云：「心痛即胃脘痛。」古代醫家對此多有記載。

（4）蓬莪朮飲

【來源】北宋·趙佶敕撰《聖濟總錄》。

【處方】蓬莪朮（生）40克，米醋半盞。

【用法】取蓬莪朮為粗末。每取藥末5克，水醋各半盞，煎至七分盞，去渣熱服。

【功能】破血散瘀，行氣止痛。治療有瘀滯而導致的胃脘痛。

（5）獨步散（亦名神授一匕散）

【來源】明·李時珍（東璧）《本草綱目·草部第十四卷》。

【處方】高良薑、香附米不拘量，酒、醋各適量。

【用法】香附米醋浸，略炒為末，高良薑酒洗7次，略炒為末，俱各封收。因寒而致胃痛者，高良薑末6克，香附末3克。因氣而致胃痛者，附末6克，薑3克；因氣與寒者，各等分，和勻。以熱米湯入生薑汁一匙，鹽一撚，調下立止。不過八次除根。

【功能】行氣散寒，調和胃氣。治療心脾氣痛（注：本方用於寒凝氣滯型胃脘痛其效尤佳）。

【附註】王璆撰《是齋百一選方》云：「內翰吳開夫人，心痛欲死，服此即癒。」《類編》亦云：「梁混心脾痛數年不癒，供事穢跡佛，夢傳此方，一服而癒，因名神授一匕散。」故《方外奇方》稱：「凡

醋療驗方……中國歷代日常生活常見病療法

人胸膛軟處一點痛者，多因氣及寒起，或致終生，或子母相傳，俗稱心氣痛；非也，乃脾胃有滯爾。」唯此「獨步散」治之甚妙。此方在《中醫大辭典‧方劑分冊》中，亦有收載。

（6）五靈脂薑醋方

【來源】元‧李仲南撰《永類鈐方》。

【處方】高良薑9克，五靈脂18克，醋適量。

【用法】前兩味，共研為末，收貯。每取藥末9克，醋湯調下。

【功能】溫胃散寒，散瘀止痛。治療寒凝血滯型胃痛及胃脘刺痛難忍者。

【附注】本方明‧李時珍《本草綱目‧草部第十四卷》中，亦有收載。

（7）黃連糖醋山楂飲

【來源】出自《民間驗方》。

【處方】黃連500克，白糖500克，山楂片1000克，食醋500CC（瓶裝醋為優）。

【用法】將4味，加開水4000CC，混合浸泡7日，即可飲用（禁用塑膠製品裝存）。每日3次，每次50CC，飯後服。

【功能】消食健胃，酸甘化陰。治療慢性萎縮性胃炎所致的胃痛、胃脹，症見胃陰不足，食積內停，鬱而化熱，熱傷津液者有良效。

【附注】遼寧凌海市中醫院張茵州用本法治療萎縮性胃炎23例，服藥90～150日，胃鏡複查除2例由萎縮性胃炎轉變為淺表性胃炎外，21例胃黏膜萎縮性病變消失，恢復正常。臨床表現形體漸豐，胃痛、胃脹消失，飲食量增加或正常。胃液分析空腹總酸度、游離酸度均達正常範圍，隨訪6年，無1例癌變或復發者。

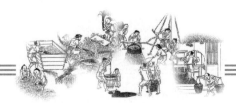

（8）癒痛丸

【來源】南宋‧嚴用和（子禮）《濟生方》。

【處方】五靈脂（去砂石）、玄胡索（炒去皮）、蓬莪朮（煨，銼）、良薑（銼，炒）、當歸（去蘆，洗）各等分，醋適量。

【用法】上藥研為細末。每服 6 克，不拘時間，熱醋湯調服。

【功能】散寒，活血，定痛。主治寒凝血滯所致的心胃急痛。

六、腹痛

腹痛，是指胃脘以下，恥骨毛際以上部位發生疼痛而言。本病多因感受六淫之邪，蟲積、食滯所傷，氣滯血瘀，或氣血虧虛，經脈失榮等，均可導致腹痛。其實，腹痛是一個症狀，可包括西醫的如急性胰臟炎、胃腸痙攣、神經官能性腹痛、消化不良等所引起的腹痛。

（1）治陰冷悶痛方

【來源】唐‧孫思邈撰《備急千金要方》。

【處方】醋、白麵各適量。

【用法】醋，加熱後，與白麵拌勻，熨之。

【功能】溫中益氣，散瘀止痛。主治陰冷悶痛。

【附注】本方明‧李時珍《本草綱目‧穀部第二十二卷》中，亦有收載。

（2）木瓜丸

【來源】北宋‧王懷隱等奉敕編撰《太平聖惠方》。

【處方】鮮木瓜 3 個，醋煮過的磁砂 60 克，米醋 5 升。

【用法】取鮮木瓜，切開頭去瓤，再將磁砂以醋一盞，化去夾石，裝入瓜內，曬在太陽下，以木瓜爛為度，研勻，更加米醋五升（5000CC）煎濃，再加蜜用瓷瓶收貯，密蓋。用時旋以附子末和成丸，

如梧桐子大。每服 1 丸，以酒化丸服之。

【功能】平肝和胃，散瘀消癥。治療積年痞塊，臍腹疼痛。

【附注】磁砂，入肝、脾、胃經。有「消積破瘀」之功。本品性味鹹、苦、辛，溫，有毒。體虛無實邪積聚及孕婦忌服。本方在《本草綱目‧石部第十一卷》中，亦有收載。

（3）磁附丸

【來源】南宋‧魏峴輯《魏氏家藏方》。

【處方】附子（炮）30克，磁砂（湯飛）3克，丁香（不見火）3克，乾薑4.5克，醋適量。

【用法】上為細末，旋入磁砂，研和，用醋麵糊為丸，如梧桐子大。每服10粒，加至20粒，生薑湯下，不拘時間。

【功能】溫中散寒，破血消積。治虛中有積，心腹肋脅脹痛。

（4）消積集香丸

【來源】元‧羅天益（謙甫）《衛生寶鑒》。

【處方】木香、陳皮、青皮、炮三稜、炮莪朮、炒黑牽牛子、炒白牽牛子、炒茴香、炒巴豆各15克，醋適量。

【用法】將前9味藥研末，醋糊為丸，梧桐子大，每服7～10丸，溫薑湯送下，以利為度。

【功能】溫胃散寒，消食導滯。治療寒冷飲食所傷，心腹滿悶疼痛，及積聚、痃癖。

【附注】本方中巴豆、黑、白牽牛子有毒，使用宜慎，切勿過量。

（5）沉香溫胃丸

【來源】金‧李杲（東垣）《內外傷辨惑論‧卷中》。

【處方】附子（炮，去皮、臍）、巴戟（酒浸，去心）、乾薑（炮）、

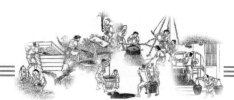

茴香（炮）各 30 克，官桂 21 克，沉香、甘草（炙）、當歸、吳茱萸（洗、炒、去苦）、人參、白朮、白芍藥、白茯苓（去皮）、高良薑、木香各 15 克，丁香 9 克，好醋適量。

【用法】上藥為末，用好醋打麵糊為丸，如梧桐子大。每服 50 ～ 70 丸，空腹時用熱米湯送下，日三服。

【功能】溫中散寒，益氣健脾。主治中焦氣弱，脾胃受寒，食欲不振，氣不調和；臟腑積冷，心腹疼痛，大便滑泄，腹中雷鳴，霍亂吐瀉，手足厥逆，便痢無度；下焦陽虛，臍腹冷痛；傷寒陰濕，形氣沉困，自汗。

七、泄瀉

泄瀉，是指大便次數增多，糞質溏薄或完穀不化，甚至洞出如水樣而言。但一般無膿血和裡急後重。主要由於脾虛濕盛與脾胃功能失調，而致清濁不分，水穀混雜，並走大腸而成。一年四季均可發生，但以夏秋季較為多見。本症與西醫腹瀉的含義相同，可見於西醫的急、慢性腸炎、腸結核、腸功能紊亂、結腸過敏等所致的泄瀉。

（1）炙雞散方

【來源】唐・咎殷撰《食療心鏡》。

【處方】黃雌雞 1 隻，鹽、醋各適量。

【用法】將黃雌雞洗淨，炙，以鹽、醋塗上，煮熟乾燥，空腹食之。

【功能】溫中補虛，健脾止瀉。治療脾虛滑痢。

【附注】本方明・李時珍《本草綱目・禽部第四十八卷》中，亦有收載。

（2）治老小泄瀉方

【來源】明・李時珍（東璧）《本草綱目・果部第三十二卷》。

【處方】蜀椒 60 克，醋 2000CC。

【用法】醋煮蜀椒，煮醋盡，慢火焙乾碾末，瓷器貯之，每服二錢匕（約合今 2.4 克），酒或米飲下。

【功能】溫中燥濕，酸澀止瀉。治療老小泄瀉，小兒水瀉，及 50 歲以上患瀉。

（3）治老人虛泄方

【來源】宋·楊倓（子靖）輯《楊氏家傳方》。

【處方】熟附子 30 克，赤石脂 30 克，醋適量。

【用法】前兩味，共研為末，醋糊丸梧子大。米飲下 50 丸。

【功能】回陽補火，散寒除濕，澀腸止瀉。主治老人虛泄不禁。

【附注】本方明·李時珍《本草綱目·草部第十七卷》中，亦有收載。

（4）椒朮丸

【來源】金·劉完素（守真）《素問病機氣宜保命集·卷中》。

【處方】蒼朮 60 克，川椒（去口，炒）30 克，醋適量。

【用法】蒼朮、川椒，共為細末，醋糊丸，如梧桐子大。每服 20～30 丸，食前溫水下。治惡痢久不癒者，彌佳。如小兒病，丸如黍米大。

【功能】燥濕健脾，溫中散寒。治療飧泄。

【附注】飧泄，又名飧瀉、水穀痢。以瀉下完穀不化為特徵。由於脾胃氣虛陽弱，或內傷七情，或風、濕、寒、熱諸邪客犯腸胃，皆可導致飧泄。本方明·皇子朱橚等編《普濟方》、明·李時珍《本草綱目·果部第三十二卷》及《中藥大辭典》中，均有收載。

（5）斷下丸

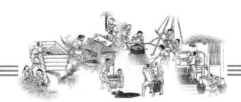

【來源】清‧文通（夢香）《百一三方解‧卷中》。

【處方】神曲（微炒）、吳茱萸（綠色者揀淨，泡洗七遍）各30克，米醋適量。

【用法】前兩味，為細末，以酸米醋為丸，如梧桐子大。每服50～100丸，空腹食前米飲湯下。

【功能】溫中理氣，消積止瀉。主治暴瀉。

【附注】暴瀉，病名。又名暴泄。暴，乃急驟、猛烈之意。有因寒邪傳脾所致者。《雜病源流犀燭‧泄瀉源流》：「又有暴泄，太陽傳太陰，大腸不能固禁，卒然而下，大便如水，其中有小結糞硬物，欲起又下，欲下不了，小便多清，或身冷自汗，氣難布息，脈微，嘔吐，此寒也，急以重藥溫之，宜漿水散。」又有因熱者。《金匱翼‧卷七》：「熱瀉者，夏月熱氣乍乘太陰，與濕相合，一時傾瀉如水之注，亦名暴泄。」

（6）固腸丸

【來源】元‧危亦林（健齋）《世醫得效方‧卷五方》。

【處方】吳茱萸、黃連、罌粟殼各等分，醋適量。

【用法】前3味，為末，醋糊為丸，梧桐子大。每服30丸，空腹米湯送下。

【功能】溫中健脾，澀腸止瀉。治療滑泄，晝夜無度。

【附注】滑泄，病名。又稱滑瀉。《雜病源流犀燭‧泄瀉源流》：「滑泄，其泄不禁，瀉久不止，大孔如竹筒，日夜無度」。常兼見飲食減少，手足厥冷或腫脹，形寒氣短，消瘦，或發虛熱等症，多因泄久氣陷下脫所致。

（7）四味阿膠丸

【來源】南宋‧張銳《雞峰普濟方‧卷十四方》。

【處方】黃連 120 克，茯苓 60 克，白芍藥 90 克，阿膠 30 克，好醋適量。

【用法】前 3 味，共為細末，以好醋熬阿膠成稀膏，和勻為丸，如梧桐子大。空腹時用米飲送下 30 丸。

【功能】清熱燥濕，健脾和陰。主治瀉後成痢。

（8）大香連丸

【來源】北宋·官修方書《太平惠民和劑局方·卷六方》。

【處方】黃連 600 克，吳茱萸 300 克，木香（不見火）150 克，醋適量。

【用法】將黃連，用吳茱萸同炒令赤，去茱萸不用，與木香共為細末，醋糊為丸，如梧桐子大。每服 20 丸，米飲吞下。

【功能】清腸燥濕，溫中和胃。治療腸胃虛弱，冷熱不調，泄瀉煩渴，米穀不化，腹脹腸鳴，胸膈痞悶，脅肋脹滿；或下痢膿血，裡急後重，不思飲食；或小便不利，肢體怠惰，漸即瘦弱。

【附注】實驗研究，本方對宋氏、賀氏、弗氏等痢疾桿菌有抑制作用。此方在《中醫大辭典》、《中華名醫方劑大全》中，均有收載。

八、便祕

便祕，一般指大便排出困難或三、四天以上不大便，或雖不延長而排便困難者。本病多由大腸積熱、或氣滯、或寒凝、或陰陽氣血虧虛，使大腸的傳導功能失常所致。便祕之證，可見於西醫的習慣性便祕，全身衰弱致排便動力減弱引起的便祕，腸神經官能症、腸道炎症恢復期腸蠕動減弱引起的便祕，肛裂痔瘡直腸炎等肛門直腸疾患引起的便祕以及藥物引起的便祕等，基本與中醫之便祕相類似。

（1）苦膽汁通便方

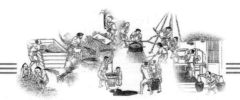

【來源】出自《彝族方》。

【處方】豬膽汁1枚，食醋30CC。

【用法】將豬膽汁擠出，加醋適量，注入肛門，半小時後大便自出。

【功能】清熱解毒，潤燥通便。治療腸熱燥結所致的便祕。

（2）蔥白米醋熱熨方

【來源】清·張錫純《醫學衷中參西錄》。

【處方】蔥白2000克，切細絲，好米醋多備待用。

【用法】將蔥白絲和醋炒至極熱，分為兩包，趁熱熨臍上。涼則互換，不可間斷。其涼後，仍可加醋少許，再炒熱。醋之多少，須加斟酌，以炒成布包後，不至有湯為度。共需貼至3～6小時，結開，排便如羊屎，其脹遂消矣。

【功能】通陽下氣，通利二便。主治宿食結於腸間，不能下行，大便多日不通。其證或因飲食過度，或因恣食生冷，或因寒火凝結，或因嘔吐既久，胃氣衝逆，皆上逆不下降。

（3）調中湯

【來源】北宋·趙佶敕撰《聖濟總錄》。

【處方】大黃（剉）、鱉甲（醋炙）、朴硝、桃仁（麩炒）各120克。皂莢5挺（去皮捶破碎，用水一大碗接取汁濾過），蘿蔔（刨絲絞取汁）500CC，陳醋一碗半。

【用法】將前4味共研為末，用蘿蔔汁、陳醋同皂莢煎煮5～7沸後，入藥末同煎所得，丸如梧桐子大。每服20粒，米飲湯送下。

【功能】消食導滯，瀉熱通便。治療大腸風熱祕澀不通。

第四節 腎系病症

一、石淋

石淋，是以尿中夾砂石，小便滯澀不暢；或尿不能卒出，窘迫難忍，痛引少腹；或尿時中斷；或腰痛如絞，牽引少腹，連及外陰，尿中帶血為主要特徵。主要是因腎氣虛虧，膀胱氣化不利，清利失職；下焦濕熱，煎熬尿液，淤積水道，尿中雜質凝結成石，而為石淋。本病類似於現代醫學所指發生在腎、輸尿管、膀胱、尿道等泌尿系統的結石，是一種有地區傾向性的常見病。

（1）鮮茅莓根酒醋方

【來源】出自《民間驗方》。

【處方】鮮茅莓根（薅田藨根）或全草 120 克，食醋 120CC。

【用法】取鮮茅莓根或全草，切碎，加入食醋，再加水適量，煎 1 小時，頓服或分 2 次服。每日 1 劑，服至排除結石或症狀消失。

【功能】祛風利濕、散瘀消腫。治療泌尿系統結石。

【附注】據《中藥大辭典》臨床報導：用本方治療 54 例，27 例從小便中排出結石，19 例症狀消失但無明顯排石，7 例無效改用手術治療。服藥後排石時間最短 3 小時，最長 14 天，一般在 5 ～ 6 天；排出的結石最大直徑 0.6 公分，最小者呈砂粒樣；排石最多者達 101 粒；多發性結石服藥後不能一次排盡，一般需 5 天左右才能排完。另據觀察 24 例，治癒（症狀消失，排尿時撿出結石，或 X 光複查結石陰影消失）15 例，好轉（症狀消失，X 光複查結石位置下移）2 例。最短 1 天，最長 33 天，平均 4 ～ 6 天。初步認為，本藥對直徑 0.6 或 1 公分以下的結石效果較好；對 1 公分以上及腎盂內多角結石或腎盂內結石效果較差，如服藥 2 週未見奏效者，應以手術治療為宜。

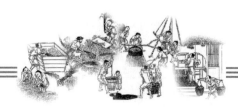

（2）治石淋方

【來源】唐・孫思邈《備急千金要方・卷二十一方》。

【處方】海浮石不拘多少。

【用法】取海浮石使滿一手，下篩（除去雜質），以水三升、醋一升，煮取二升，澄清，服一升，不過三服石出。亦治嗽、醇酒煮之。

【功能】軟堅散結，通淋排石。主治石淋。

【附注】本方明・李時珍《本草綱目・石部第九卷》亦有收載。

（3）鱉甲醋炙方

【來源】東晉・葛洪（稚川）撰《肘後備急方》。

【處方】九肋鱉甲不拘多少，醋適量。

【用法】九肋鱉甲，用醋炙，研為細末。每服方寸匕（1克左右），酒送服。1日3次，石出瘥（即癒）。

【功能】軟堅化結，通淋排石。主治沙石淋痛。

【附注】本方明・李時珍《本草綱目・介部第四十五卷》中，亦有收載。

（4）雞矢白醋漿方

【來源】唐・甄立言撰《古今錄驗方》。

【處方】雞矢白，醋漿各適量。

【用法】雞矢白，日中半乾，炒香為末，以醋漿飲服方寸匕，每日2次，當下石出。

【功能】驅風破血，排石止痛。主治石淋疼痛。

【附注】本方明・李時珍《本草綱目・禽部第四十八卷》中，亦有收載。

（5）苦酒排石湯

【來源】出自《民間驗方》。

【處方】川牛膝 30 克，石葦 30 克，滑石 30 克，海金沙 30 克，桃仁 30 克，鱉甲 30 克，生牡蠣 30 克，生蒲黃 12 克，王不留行 12 克，枳實 12 克，甘草梢 12 克，白芍 15 克，車前子（包）15 克，苦酒（醋）50CC。

【用法】水煎服，每日 1 劑。

【功能】軟堅散結，通淋排石。治療泌尿系統結石。

【方解】方中海金沙、車前子消石通淋；滑石、石葦清熱利濕，助海金沙排石；王不留行、生蒲黃、桃仁、川牛膝活血行瘀；鱉甲、生牡蠣軟堅散結；白芍、甘草緩急止痛；食醋有泄營中鬱熱且助牛膝活血之力，更得枳實下氣之功，引諸藥下行以溶石排石。

【附注】本方經江蘇揚州市廣陵區中醫院孫憲輝臨床驗證泌尿系統結石數餘例，服上藥 6 ～ 16 劑，均排出結石，隨訪未見復發。

二、膏淋

膏淋，又名肉淋。指淋症而見小便如米泔或脂膏者。多因腎虛不固或濕熱蘊蒸下焦所致。臨床常見：小便混濁不清，呈乳糜色，置之沉澱如絮狀，上有浮油如脂，或夾凝塊，或混血液，尿時不暢，灼熱疼痛。病久不已，或反覆發作，淋出如脂，澀痛不著，形體消瘦，頭昏無力等。本症可見於乳糜尿、前列腺炎、泌尿系統感染等疾患。

（1）治膏淋方

【來源】唐·孫思邈《備急千金要方·第二十一卷》。

【處方】葎草不拘多少，醋二合（約 40CC）。

【用法】葎草，搗生汁二升（約 200CC），與醋二合和，空腹頓服之，當尿下小豆汁也。又濃煮汁飲，亦治淋瀝。

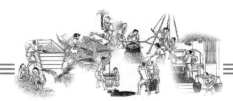

【功能】清熱利濕，活血散瘀。治療膏淋，尿道澀痛。

【附注】本方在《聖濟總錄》、《本草綱目‧草部第十八卷》、《中藥大辭典》中，均有葎草生搗汁，和醋飲，治膏淋的記載。北宋‧蘇頌奉勅撰《本草圖經》中亦曰：「治膏淋，小便色若脂膏，尿道澀痛，葎草二兩，好醋一盍，取葎草切碎，絞汁，醋相和，頓服之，日三。」

（2）貫眾白醋方

【來源】出自《民間驗方》。

【處方】貫眾 1500 克，白醋 250CC。

【用法】先用醋將貫眾灑拌，然後放入木炭火燒紅的鐵鍋內，燒成灰白色粉末，用細篩篩後（未燒成粉末的可放入鍋內再燒），放入乾燥瓶中備用。每取 2 克，用白糖水吞服，日服 3 次。

【功能】清熱解毒，利水通淋。主治乳糜尿（膏淋）。

三、氣淋

氣淋，諸淋之一，又名氣癃。為尿有餘瀝結澀不通的症候。《諸病源候論‧卷四十九》曰：「氣淋者，腎虛膀胱受肺之熱氣。」《聖濟總錄》云：「腎虛則不能制小便，膀胱挾熱則水道澀。腎虛膀胱熱，則胞內氣脹，小便堅滿，而生淋澀之病也。其候出少喜數，尿有餘瀝是也。」

（1）鹽醋飲

【來源】唐‧李隆基主持編纂《開元廣濟方》。

【處方】鹽花少許，苦酒（醋）1 小盞。

【用法】將苦酒蒸熱，入鹽花，頓服之。

【功能】清熱涼血，活血散瘀。治療氣淋，臍下切痛。症見尿積急滿，欲解而不出或點滴而出者。

【附注】本方明‧李時珍《本草綱目‧石部第十卷》亦有收載。其曰：「氣淋臍痛，鹽和醋服之。」

（2）治小便氣淋方

【來源】明‧皇子朱橚（周定王）等撰《普濟方》。

【處方】白芷60克，醋適量。

【用法】白芷，用醋浸，焙乾，研末。煎木通、甘草酒調下3克，連進2劑。

【功能】清熱涼血，活血散瘀。治療小便氣淋，結澀不通。

【附注】本方明‧李時珍《本草綱目‧草部第十四卷》亦有收載。

（3）水芝丹

【來源】明‧李時珍（東璧）《本草綱目‧果部第三十三卷》。

【處方】蓮實500克，牙豬肚一個，酒、醋各適量。

【用法】蓮實，用酒浸二宿，以牙豬肚一個洗淨，入蓮實在內，縫好煮熟，取出曬乾研為末，醋糊丸梧子大。每服50丸，飯前服，溫酒送下。

【功能】健脾益腎，化瘀固精。治療小便頻數，下焦真氣虛弱者。

【附注】真氣，同正氣。《靈樞‧刺節真邪》：「真氣者，所受於天，與穀氣並而充身者也。」也即人體機能的總稱。但通常與病邪相對來說，指人體的抗病能力。《素問遺篇‧刺法論》曰：「正氣存內，邪不可干。」

四、血淋

血淋，係指淋症而見小便夾血者。《諸病源候論‧淋病諸候》：「血淋者，是熱淋之甚者，則尿血，謂之血淋。」《聖濟總錄‧血淋》曰：「下焦受熱，則氣不宣通，故溲便癃閉而成淋也。熱甚則搏於血脈，

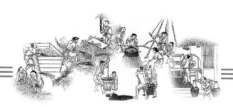

血得熱則流行入於胞中，與溲便俱下，故為血淋也。」本症可見於現代醫學的尿道感染、前列腺炎、精囊炎、尿道結石、結核、腫瘤等疾病。

（1）梔子丸

【來源】北宋·王懷隱等奉敕編撰《太平聖惠方》。

【處方】梔子仁 30 克，栝樓子（炒）、苦參（銼）各 30 克，雞蛋黃、白各兩枚，醋適量。

【用法】將前 3 味藥搗羅為末，醋漬雞蛋黃、白，和勻為丸，如梧桐子大。每服 30 丸，溫水下，日 4 ～ 5 次。

【功能】清熱涼血，利水通淋。主治臟腑瘀熱不散，心神煩亂，小便赤澀，或小便如柏汁。

【附注】本方在原書中無方名，現據《普濟方·卷一九五方》補之。

五、癃閉（尿瀦留、無尿症）

癃閉是指小便量少，點滴而出，甚則閉塞不通為主證的一種疾患。以小便不利，點滴而短少，病勢較緩者稱為「癃」；小便閉塞，點滴不通，病勢較急者稱為「閉」。癃和閉只是輕重程度上的不同，故兩者多合稱為「癃閉」。本病多因濕熱、氣結、瘀血阻礙氣化；或中氣不足，或腎陰、腎陽虧虛而致氣化不行所致。癃閉可包括西醫各種原因所引起的尿瀦留及無尿症。如神經性尿閉、膀胱括約肌痙攣、尿道結石、老年人前列腺增生等症。

（2）亂髮灰米醋方

【來源】唐·孫思邈原撰，宋·郭思編纂《千金寶要》。

【處方】亂髮纏捏如兩拳大，燒末，米醋 1 盞。

【用法】急纏亂髮燒灰，研細末，入醋和服之。服畢，即炒熟黑

豆葉，令患者蹲坐其上。

【功能】通關格①，利小便，消瘀止血，治轉胞②，小便不通。

【附注】①關格，古代病名。「格」是格拒；「關」是關閉。《諸病源候論》卷十四中曰：「關格者，大小便不通也。大便不通，謂之『內關』；小便不通，謂之『外格』；二便俱不通，為關格也。」②轉胞，係指妊娠小便不通。即孕婦因胎壓迫膀胱，出現下腹脹而微痛，小便不通的一種病症。多與中氣不足有關。

（3）醋芫花

【來源】《中國藥典》。

【處方】淨芫花 50 克，好醋 45 克。

【製法】取芫花，除去雜質，加醋拌勻，稍燜，至鍋內炒至醋吸盡，研末。

【用法】一日一次，一次服 0.6 ～ 0.9 克，溫熱水吞服。

【功能】滌痰逐水，散瘀消腫。治癃閉及重症水腫，胸水，腹水。

【附注】芫花，為瑞香科植物芫花的花蕾。有「逐水，滌痰」之功，治痰飲癖積，喘咳，水腫等。本品辛苦，溫，有毒。該藥逐水力較強，用時宜慎，切勿過量，體質虛弱者及孕婦禁服。

（4）十棗湯

【來源】東漢·張機（仲景）《傷寒雜病論》。

【處方】芫花、大戟、甘遂各等分，肥紅棗 10 枚，醋適量。

【用法】先將芫花用醋拌，經宿浸炒微黑勿焦，大戟長流水煮半時曬乾，甘遂麵裹煨，共研細末，強人納藥粉 1 克，羸人 0.5 克，用水 300CC，先煮肥紅棗，取 240CC，去滓，納入藥末，平旦溫服；若下少病不除者，明日更服，加 0.5 克，得快下利後，可進米粥，護養胃氣。

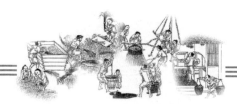

【功能】泄水飲，通二便，破癥化積。用於治療懸飲或支飲，停於胸脇，咳唾胸脇引痛，心下痞鞕，乾嘔短氣，頭痛目眩，或胸背掣痛不得息；水腫腹脹，二便不利，屬於實證者。現用於肝硬化腹水，滲出性胸膜炎等見有上述症狀者。

【方論】方中甘遂善行經隧水濕，大戟善泄臟腑水濕，芫花善消胸脇伏飲，三藥合用，逐水之力甚強。然三藥皆有毒性，故又用紅棗益氣護胃，緩和諸藥之毒，減少藥後反應。

【附注】本方中芫花、大戟、甘遂均係有毒之品，用之宜慎，體虛及孕婦忌用，非醫者切勿妄投。

六、陽痿

陽痿，又稱陰痿。痿亦作萎。是指男子青壯年時期，或未到腎衰年齡而出現陰莖不舉或舉而不堅者。本病多因房事過度，命門火衰所致。也有因抑鬱傷肝，思慮驚恐，損傷心脾，肝經濕熱，陰濕傷陽等，致使宗筋失養而弛縱，臨房舉而不堅的病症。本病與現代醫學的性神經衰弱和某些慢性疾病所致的以陽痿相類似。

（1）韭子丸方

【來源】唐·孫思邈《備急千金要方·卷第十九方》。

【處方】韭子 1000 克，米醋 6000CC，蜂蜜適量。

【用法】將韭子揀淨，醋煮千沸，焙乾，研末，煉蜜為丸，如梧子大。每服 30 丸，空腹溫酒下。

【功能】補腎壯陽，澀精止遺。治療腎陽虛冷，治男子陽痿、夢遺及女子帶下。

（2）斑龍丸（又名青囊斑龍丸）

【來源】明·虞摶（天民）《醫學正傳·卷三》。

【處方】鹿角膠（炒成珠）、鹿角霜、菟絲子（酒浸）、柏子仁各 240 克，茯苓、補骨脂各 120 克，米醋適量。

【用法】前 6 味藥，共為細末，米醋煮糊為丸，梧桐子大，每服 50 丸，空腹薑鹽湯送下。

【功能】補腎壯陽，補虛安神。治療腎虧體虛，陽痿遺精。

（3）奪天丹

【來源】清‧陳士鐸（遠公）《辨證錄‧卷十》。

【處方】驢腎內外各 1 具，鹿茸（酒浸，切片，再切小塊）1 具，黃耆 150 克，白朮 150 克，人參 90 克，熟地 90 克，山茱萸 90 克，杜仲 90 克，當歸 90 克，白芍 90 克，補骨脂 60 克，菟絲子 60 克，茯苓 60 克，龍骨 60 克，五味子（用山藥末炒）30 克，附子 30 克，柏子仁 30 克，砂仁 15 克，地龍 10 條，酒、醋各適量。

【用法】先將龍骨用酒浸 3 日，再用醋浸 3 日，火燒 7 次，用浸藥之酒、醋淬 7 次；同時將驢腎用酒煮 6 小時，將龍骨研末，拌入驢腎內，再煮 6 小時，另將餘藥共研為末，以驢腎汁拌和。晾乾則加蜜搗為丸，梧桐子大。每服 15 丸，早、晚熱酒送下。

【功能】補腎壯陽，益氣健脾。主治陽痿及陰莖細小而不育者。

（4）起萎醋敷方

【來源】出自《民間驗方》。

【處方】肉蓯蓉 30 克，仙靈脾、巴戟天、赤芍、菟絲子各 15 克，制附子、陽起石、韭子、水蛭各 10 克，肉桂、冰片、制馬錢子各 6 克，蜈蚣 5 條，麝香 2 克，食醋適量。

【用法】上藥除醋外，共研極細末，瓶貯備用。治療時每取藥末適量，用食醋調成約 5 元硬幣大小，0.5 公分厚，貼臍部（神闕穴）。蓋以塑膠薄膜及敷料，膠布固定，每貼 24 小時，隔日再貼，直至痊癒。

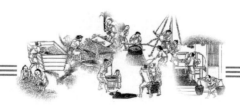

【**功能**】補腎壯陽，活血通經。主治陽痿，陰莖短小，久婚不育。

【**附注**】使用本法治療陽痿有特殊療效。且年齡越輕、病程越短者，見效越快，療效越好。據河南開封市第一醫院韓建濤用本方臨床驗證 30 例，治癒（臨床症狀消失，陰莖勃起堅而有力，能正常性交）15 例，有效（臨床症狀基本消失，陰莖勃起能同房，但時好時差或頻度不及病前）12 例，無效（臨床症狀改善不滿意，不能進行性生活）3 例。總有效率為 90.0％。本方中馬錢子、水蛭有大毒，僅供外用，不可內服，皮膚潰破處禁用。非醫者不可妄投。

七、遺精早洩

遺精，又稱失精、遺洩。凡不在性交時精液自行洩出者，均稱遺精。因夢而精出，稱夢遺；無夢而精出，稱滑精。早洩，則是在性交之始，甚則在交接之前，精液即提前洩出的病症，致使不能進行正常的性生活。常伴陰莖易舉，或舉而不堅，心煩口乾等症。

遺精和早洩二者雖然病名不同，症狀各異，但其發病機理多因腎虛精關不固，或君相火旺，濕熱下注等，擾動精室而引起。故治療方法每多類同。本病可見於西醫的慢性前列腺炎、性神經衰弱等疾患。

（1）五白散

【**來源**】出自《民間驗方》。

【**處方**】五倍子 10 克，白芷 5 克，食醋適量。

【**用法**】前兩味，共研細末，用食醋和水調成藥團狀，貯存備用。臨睡前，取藥團適量，搓成藥餅，敷於臍中。外以紗布覆蓋，膠布固膠，每日換藥 1 次。

【**功能**】斂陰澀精，固澀止遺。本方對有夢或無夢的遺精，均有療效。

【**附注**】本方經臨床驗證 10 餘例，均收到良好效果。一般連敷 3 ～

5 日即可收到明顯效果。持續用藥，必獲痊癒。因方中五倍子含五倍子鞣酸及脂肪等成分，具有較強的收斂性；白芷含「白芷酸毒素」，揮發油等成分，有特異芳香氣味，且有強烈的滲透性。二藥合用，並有醋調敷，加之肚臍處皮膚較薄，皮下微血管豐富，故藥物能很好地滲透而被吸收，充分發揮其治療作用。

（2）蜂房醋敷方

【來源】出自《民間驗方》。

【處方】露蜂房 10 克，白芷 10 克，陳醋適量。

【用法】將露蜂房、白芷共研細末，用陳醋調成糊狀。臨睡前敷於臍部，外用紗布覆蓋，膠布固定，每日或隔日換藥 1 次，連用 3 ～ 5 次。

【功能】袪風勝濕，攝精止洩。主治早洩。

【附注】江蘇省寶應縣中醫院李光華臨床驗證 43 例，全部有效，一般敷 5 ～ 7 次即可痊癒。

（3）牡蠣醋糊丸

【來源】明·李時珍（東璧）《本草綱目·介部第四十六卷》。

【處方】牡蠣粉，不拘多少，醋適量。

【用法】用牡蠣粉，醋調糊狀，做成丸子，如梧子大。每服 30 丸，米湯送下，日服 2 次。

【功能】滋陰潛陽，澀精止遺。主治夢遺、便溏。

【附注】夢遺，病症名。屬遺精的一種，又稱夢失精、夢洩精、夢洩。指因夢而遺精者。本病多因見情思色，相火妄動，或思慮過度，心火亢盛所致。本書源自《丹溪心法》。元·朱震亨著述，明·程充校訂。

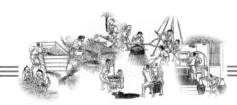

（4）牡蠣丸

【**來源**】北宋・趙佶敕撰《聖濟總錄・卷九十五》。

【**處方**】牡蠣 90 克，赤石脂 90 克，鹽末 30 克，醋 30CC。

【**用法**】將牡蠣盛瓷盒內，再用鹽末蓋頭鋪底，以炭火燒半日，取出；赤石脂搗碎，醋拌勻濕，於生鐵銚子內慢火炒令乾，二味同研如粉，醋煮麵糊為丸，如梧桐子大。每服 15 丸，空腹服時用鹽湯送下。

【**功能**】滋陰潛陽，澀精止遺。主治夢遺，早洩，白濁，小便不禁。

（5）神龍丹

【**來源**】明・龔廷賢《魯府禁方・卷二方》。

【**處方**】文蛤（炒）6 克，白龍骨（煅）9 克，白茯苓（去皮、木）15 克，醋適量。

【**用法**】前 3 味藥，共研細末，醋糊為丸，如梧桐子大。每服 30 丸，空腹時用溫水送下。

【**功能**】滋陰潛陽，寧心安神，澀精止遺。主治遺精。

（6）三子醋煎方

【**來源**】出自《民間驗方》。

【**處方**】五味子、金櫻子、覆盆子、芡實、潼蒺藜、益智仁、蓮鬚、龜板各 25 克，食醋適量。

【**用法**】上藥用食醋浸泡 1 小時，再加水煎服，每日 1 劑，早晚各服 200CC

【**功能**】斂陰益陰，滋陰潛陽。主治重症滑精。

【**附注**】本方經黑龍江肇東市中醫院張振平臨床驗證，療效顯著。如一例 27 歲男性，結婚 4 年，已有一女孩。近半年來滑精頻繁，且時有遺精，並伴有頭昏腦漲，記憶力減退，腰膝痠軟，四肢乏力，難以上班。初診：形體消瘦，疲乏無力，滑精每日 1 次或數次，或一視女

色或一聞女聲，則精液自出，舌質淡紅，脈弦，兩尺尤弱。中醫辨證為腎虛精虧所致。服上方 15 劑，諸症大有好轉，已不滑精。繼服一週以鞏固療效，隨訪 2 個月無復發。

（7）桑螵蛸丸

【來源】南宋・楊倓（子靖）《楊氏家藏方・卷九方》。

【處方】附子（炮，去皮、臍）、五味子、龍骨各 15 克，桑螵蛸 7 枚（切細，炒），醋適量。

【用法】前 4 味，共研細末，醋糊為丸，如梧桐子大。每服 30 丸，空腹時用溫酒送下。

【功能】溫腎固陽，澀精止遺。主治下焦虛冷，精滑不固，遺瀝不斷，陽痿早洩等症。

（8）四妙固真丹

【來源】明・李梴（健齋）《醫學入門・卷七方》。

【處方】好蒼朮 500 克（刮淨），一份茴香、食鹽各 30 克；一份川椒、補骨脂各 30 克；一份川烏頭、川楝子肉各 30 克；一份醇醋、老酒各 250 克。

【用法】好蒼朮 500 克，分 4 份：一份小茴香、食鹽同炒；一份川椒、補骨脂同炒；一份用川烏頭、川楝子肉同炒，一份用醇醋、老酒同煮乾焙，連同各炒藥共研為末，用酒煮糊為丸，梧桐子大。每服 50 丸，男以溫酒，女以醋湯，空服下。

【功能】益腎助陽，祛風除濕。主治元氣久虛，遺精白濁，五淋及小腸膀胱疝氣，婦人赤白帶下，血崩便血等疾。

【附注】元氣，亦稱原氣。包括元陰和元陽。元氣，稟受於先天而賴後天榮養而滋生。由先天之精所化，故名。它發源於腎（包括命門），藏於丹田，借三焦之道，通達全身，推動五臟六腑等一切器官

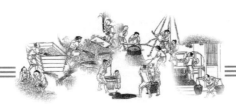

組織的活動，為生化動力的泉源。本方明·李時珍《本草綱目·草部第十二卷》亦有收載。

八、精濁（慢性前列腺炎、精囊炎等）

精濁，是指尿色清而竅端時流糊狀濁物者。《證治要訣·白濁》曰：「如白濁甚，下澱如泥，或稠黏如膠，頻逆而澀痛異常，此非是熱淋，此是精濁窒塞竅道而結。」本病多因酒色無度，敗精瘀阻；或腎精虧損，相火妄動，敗精挾火而出；或濕熱流注精室而成。亦可由急性前列腺炎轉變而成。症見陰莖口常流米泔樣或糊狀濁物，莖中或癢或痛，甚則如刀割火灼，而尿色自清。本病多見於慢性前列腺炎、精囊炎等疾病。

（1）吳茱萸酒醋方

【來源】出自《民間驗方》。

【處方】吳茱萸 60 克，黃酒、陳醋各適量。

【用法】將吳茱萸研為細末，用黃酒、陳醋調成糊狀，外敷於中極穴（前正中線，臍下 4 寸）、會陰穴（二便之間），局部用膠布固定，每日 1 次，連用 10 天為 1 療程。年老體弱，無明顯熱象者，加用吳茱萸 15 ～ 20 克，水煎服。

【功能】燥濕溫中，散瘀止痛。治療慢性前列腺炎。

【附注】河北保定地區中醫院范新發治療 46 例熱象不明顯，經中西醫治療無效的患者，結果治癒 29 例，顯效 10 例，有效 5 例，無效 2 例，總有效率為 95.7%，一般 1 個療程可見效。

（2）五味子丸

【來源】清·陸畫邨輯《經驗良方》。

【處方】五味子 30 克，醋適量。

【用法】五味子，炒赤為末，醋糊丸梧子大。每醋湯下30丸，用蘄艾湯吞下。

【功能】滋陰澀精，利水消腫。主治白濁及腎虛，兩腰及背脊穿痛。

【附注】白濁，病症名。亦稱便濁、溺濁、尿濁。指溺孔常流濁物而小便自清的疾患。《證治準繩‧赤白濁》曰：「今患濁者，雖便時莖中如刀割火灼而溺自清，唯竅端時有穢物如瘡膿目眵，淋漓不斷，初與便溺不相混濫。」後世稱「精濁」。本方明‧李時珍《本草綱目‧草部第十八卷》及《中藥大辭典》中，均有收載。

（3）萬全丸

【來源】唐‧寇宗奭（健齋）《本草衍義‧卷四方》。

【處方】赤石脂、炮乾薑各30克，胡椒15克，釀醋適量。

【用法】將前3味，共研細末，加醋和飯糊成丸子，如梧子大，每服50～70丸，空腹服，米湯送下。

【功能】溫腎補虛，澀腸固脫。治療大腸寒滑，小便精出。

【附注】此方在《醫學入門‧卷七》、《本草綱目‧石部第九卷》及《中醫大辭典》中，均有收載。

（4）龍骨丸

【來源】南宋‧魏峴《魏氏家藏方》。

【處方】糯米飯（曬乾）120克，赤石脂（炒令焦黃）、龍骨（煅，別研）、白茯苓（去皮）各60克，醋適量。

【用法】前4味，共研細末，醋煮麵糊為丸，焙如乾，梧桐子大。每服50丸，空腹鹽湯送下，食前服。

【功能】健脾益腎，澀精止遺。主治白濁，夢遺滑精。

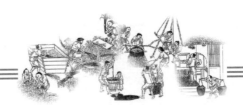

第五節 心系病症

一、心痛（心絞痛）

　　心痛，是指由心臟本身病損所致的一種病症，以「兩乳之中，鳩尾之間」，即膻中部位以及左胸部疼痛為主要臨床表現。有卒心痛、久心痛與真心痛之分。多由心臟陰陽氣血偏虛以及寒凝、熱結、痰阻、氣滯、血瘀等因素而引起。本節主要針對由心臟病損所引起疼痛的病症。可見於現代醫學冠狀動脈粥樣硬化性心臟病，心肌梗塞引起的心絞痛等。

（1）治心氣作痛方

【來源】 東晉・葛洪（稚川）撰《肘後備急方》。

【處方】 雞蛋一顆，醋150CC。

【用法】 將雞蛋打破，以醋調勻，暖過，頓服。

【功能】 益氣養血，散瘀止痛。治療心氣作痛。

【附注】 本方明・李時珍《本草綱目・禽部第四十八卷》亦收載。

（2）茭白鹽醋方

【來源】 唐・孟詵《食療本草》。

【處方】 茭白，不拘量，酒、醋各適量。

【用法】 茭白，用鹽、醋煮，食之。

【功能】 清熱除煩，化瘀解毒。治療卒心痛。

【附注】 卒心痛，證名。指突然發作的心痛。可由臟腑虛弱、冷、熱、風邪等侵襲手少陰經所致。《太平聖惠方》曰：「夫卒心痛者，由臟腑虛弱，風邪冷熱之氣客於手少陰之絡，正氣不足，邪氣勝盛，邪正相擊，上衝於心，心如寒狀，痛不得息，故云卒心痛也。」本方明・李時珍《本草綱目・草部第十九卷》中，亦有收載。

（3）青木香米醋方

【來源】五代吳越‧日華子（大明）《日華子諸家本草》。

【處方】青木香、米醋各適量。

【用法】用醋磨青木香，取汁，頓服之。

【功能】行氣解鬱，散瘀止痛。適用於止卒心痛（相當於西醫冠心病引起的心絞痛，亦可用於高血壓病）。

【附注】本方明‧李時珍《本草綱目‧草部第十六卷》亦有收載。

（4）治心氣疼痛方

【來源】金‧張從正（子和）《儒門事親》。

【處方】生白礬一小塊，如皂子大，醋一盞。

【用法】將上藥同煎至七分，溫服。

【功能】消痰燥濕，散瘀止痛。主治心氣疼痛。

（5）臘兔血方

【來源】元‧沙圖穆蘇《瑞竹堂經驗方》。

【處方】臘兔血 120 克，茶末 120 克，乳香末 60 克，醋適量。

【用法】前 3 味，搗丸芡子大，每溫醋化服一丸。

【功能】涼血活血，散瘀止痛。治療心氣痛。

【附注】本方明‧李時珍《本草綱目‧獸部第五十一卷》亦收載。

（6）薑附鬱金醋丸方

【來源】明‧董宿輯《奇效良方》。

【處方】鬱金、附子、乾薑各等分，醋適量。

【用法】前 3 味，共研為末，加醋糊做成丸子，如梧子大，朱砂為衣。每服 30 丸。男用酒，女用醋送下。

【功能】溫陽通脈，行氣散瘀。治療厥心氣痛不可忍。

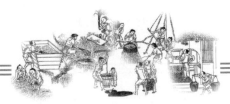

【附注】本方明‧李時珍《本草綱目‧草部第十四卷》中，亦有收載。

（7）治心腹冷痛方

【來源】宋‧朱瑞章輯、徐安國補訂《衛生家寶方》。

【處方】蓬莪朮 60 克，木香（煨）30 克，醋適量。

【用法】蓬莪朮揀去雜質，洗淨，醋煮，木香煨，共研為末。每服半錢（1.5 克），淡醋湯送下。

【功能】破瘀消積，行氣止痛。主治一切冷氣，搶心切痛，發即欲死。久患心腹痛時發者，此可絕根。

【附注】本方明‧李時珍《本草綱目‧草部第十四卷》中，亦有收載。

（8）無比丸

【來源】北宋‧趙佶敕撰《聖濟總錄‧卷五十六》。

【處方】高良薑（炮）、縮砂仁、肉桂（去粗皮）、乾薑（炮）、赤芍藥各 90 克，醋適量。

【用法】前 5 味，搗為末，醋煮麵糊為丸，如小彈子大。每服 1 丸，生蘿蔔 1 片，和藥細嚼，熱湯下，不拘時。

【功能】溫經散寒，散瘀止痛。主治九種心痛。

【附注】九種心痛，指前胸和上腹部各種痛證的合稱。如《千金要方‧心臟》：「九種心痛：一蟲心痛，二注心痛，三風心痛，四悸心痛，五食心痛，六飲心痛，七冷心痛，八熱心痛，九去來心痛。」

（9）元靈散

【來源】明‧龔廷賢《壽世保元‧卷五》。

【處方】五靈脂（去砂石）、元胡索（炒）、莪朮（火煨）、良

醋
療
驗
方
：
中
國
歷
代
日
常
生
活
常
見
病
療
法

薑（炒）、當歸各等份，醋適量。

【用法】前 5 味，共為細末，每服 6 克，熱醋湯送下。

【功能】行氣活血，散瘀止痛。主治急心痛。

（10）辰砂一粒丹

【來源】金・劉完素（守真）《黃帝素問宣明論方》。

【處方】附子（炮）、鬱金、橘紅各 30 克，醋適量。

【用法】前 3 味，共研為末，醋麵糊為丸如酸棗大，以朱砂為衣。每服 1 丸，男用酒下，女用醋湯下。

【功能】溫經散寒，破瘀定痛。治療一切寒厥心痛，小腸、膀胱痛，不可忍者。

【附注】本方明・李時珍《本草綱目・草部第十七卷》、明・董宿《奇效良方》、明・武之望《濟陰綱目・卷二方》及《中藥大辭典》中，均有收載。

二、失眠

不寐，即失眠。係指睡眠時經常不易入眠，或睡眠短淺易醒，甚至整夜不能入眠之症。由於外感或內傷等病因，致使心、肝、脾、胃、腎等臟腑功能失調，心神不安而成本病。不寐在古代書籍中稱為「不得眠」、「目不瞑」，亦有稱為「不得臥」者。本病類似於西醫的神經官能症、高血壓、腦動脈硬化、更年期綜合症以及某些精神病等，以「失眠」為主要臨床表現的一種病症。

（1）食醋安神方

【來源】出自《民間驗方》。

【處方】醋（陳醋或香醋）適量。

【用法】用 10CC 食醋，調在一杯溫開水中，每日臨睡前 1 小時

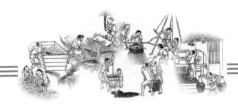

飲用。

【功能】安神定志，鎮靜催眠。治療失眠、難以入睡患者。

【附注】食醋能誘發機體產生一種叫 5－羥色胺的物質，有良好的鎮靜催眠作用。據國外期刊介紹，埃及人多採用食醋療法催眠入睡。

（2）吳茱萸米醋方

【來源】出自《民間驗方》。

【處方】吳茱萸 9 克，米醋適量。

【用法】將吳茱萸研為細末，用米醋調成糊狀，敷於兩足心湧泉穴蓋以紗布、膠布固定。

【功能】引熱下行，除煩鎮靜。治療失眠。

【附注】據稱：本方治療失眠，一般用藥 6～8 次可癒。

（3）土朱米醋方

【來源】明·皇子朱橚、滕碩、劉醇等編《普濟方》。

【處方】土朱（代赭石）不拘多少，米醋適量。

【用法】將土朱研為極細末，米醋調，時時進 1～2 服。

【功能】散瘀鎮逆，重鎮安神。主治諸呀呷有聲，臥睡不得。

【附注】本方在《中藥大辭典》中，亦有收錄。

（4）鱉甲丸

【來源】宋·許叔微（知可）撰《普濟本事方·卷一》。

【處方】鱉甲、酸棗仁（微炒，去皮，研）、羌活（去蘆）、黃耆（蜜水塗炙）、牛膝（浸酒，水洗，焙乾）、人參（去蘆）、五味子（揀）各等份，醋適量。

【用法】先將鱉甲用淡醋煮，去裙膜，洗淨，再用酸醋炙黃，與上藥共研細末，煉蜜杵勻為丸，如梧桐子大。每服 30～40 丸，溫酒下。

【功能】補中益氣，養血安神。主治膽虛不得眠，四肢無力。

（5）冰醋丸

【來源】出自《民間驗方》。

【處方】冰片、石膏、小茴香、琥珀各等份，米醋適量。

【用法】將前4味藥研為細末，過120目篩，裝瓶備用。臨睡時，用醋15CC，將20克藥末調濕拌勻，做成兩顆彈頭藥丸，外包2層紗布，丸尾留紗布條。將藥丸塞入左、右耳道，鬆緊適度，外留紗布條，次日早晨丸內水分被吸乾，輕帶紗布條即可完整取出。

【功能】清熱除煩，鎮心安神。主治失眠。

【方解】本方中冰片、石膏清心除煩熱；琥珀鎮心安神；小茴香化濁理氣；食醋助藥性滲入耳道皮膚。塞耳後清香襲腦，煩惱雜念頓消，且阻斷了外界雜音的傳入。

【附注】貴陽中醫院肖華用本法臨床驗證226例，痊癒（能入睡，睡眠持續6～8小時，主症消失，兼症明顯好轉，隨訪1年無復發）116例（51.3%），有效（能入睡，睡眠全程時有中斷，但能再入睡，主症明顯好轉，兼症有所好轉）78例（34.5%），無效（治療3個療程，主症、兼症無明顯好轉）32例（14.2%），總有效率為85.8%。

三、癲癇

　　癲癇，是以突然仆倒，昏不知人，口吐涎沫，兩目上視，肢體抽搐，或口中如做豬羊叫聲等神志失常為主要臨床表現的一種發作性的疾病。又稱「癇證」、「癲疾」，俗稱「羊羔風」。癲癇是常見的一種發作性神志異常的疾病。如不及時解除，往往預後不良。本病與西醫所稱的癲癇基本相同。

（1）治癇疾方

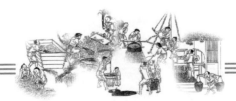

【來源】元·危亦林（達齋）《世醫得效方》。

【處方】蛇黃不拘多少，醋適量。

【用法】上藥，火煅醋淬七次，為末。每調酒服 6 克，服數癒，年深者亦效。

【功能】安神鎮驚，散瘀解痙。治療暗風癇疾，忽然仆地，不知人事，良久方醒。

【附注】本方明·李時珍《本草綱目·石部第十卷》亦有收載。

（2）大鎮心丹

【來源】南宋·陳言（無擇）《三因極一病症方·卷九方》。

【處方】辰砂、龍齒各等份，酒、醋各適量。

【用法】上藥辰砂用酒煮，龍齒用醋煮，焙乾，共研細末，豬心血為丸，如雞頭大。每服 1 丸，以麥門冬汁、綠豆、燈芯草、生薑、白蜜、水煎豆熟為度，臨臥嚥下，小兒磨化半丸。

【功能】鎮驚安神，清心除煩。主治癲癇，驚狂，譫妄，昏不知人，噴吐涎沫。

（3）鎮心丸

【來源】北宋·趙佶敕撰《聖濟總錄·卷十五方》。

【處方】乾漆 120 克，人參 15 克，黃耆 30 克，萆薢 30 克，朱砂 15 克，麝香 0.3 克，狗膽四枚，醋五升。

【用法】前 4 味，用醋 5 升同煮乾，炒令青煙出。遂與朱砂、麝香共研細末，狗膽取汁，同醋煮麵糊為丸，櫻桃大，每服半丸，以磨刀水化服。

【功能】補中益氣，鎮驚安神，化痰通竅。治療諸風癇。

【附注】風癇，病名。係指癇症發作由本虛蓄熱，風邪乘襲，或肝經有熱引起者。本方在《中醫大辭典》、《中藥大辭典》中，均有

收載。據報導，該方經臨床驗證，療效顯著。然方中乾漆辛溫有毒，使用時宜慎，切勿過量。

四、癲狂（精神分裂症）

癲證是以精神抑鬱，表情淡漠，沉默癡呆，語無倫次，靜而少動為特徵；狂證是以精神亢奮，狂躁則暴，喧擾不寧，毀物打罵，甚者持刀持杖，登高而歌，棄衣而走，逾垣上屋，力大倍常，動而多怒為特徵。癲證多由痰氣鬱結，蒙蔽心竅所致。狂證多由痰火壅盛，迷塞心竅所致。兩者在臨床上可互相轉化，故常並稱。本病以青壯年罹患者為多，相當於西醫學的精神分裂症與情感障礙中的狂躁症。

（1）鹽醋方

【來源】出自《民間驗方》。

【處方】食鹽、食醋各適量。

【用法】鍋熱放入食鹽煅變色，以少許醋烹之，取出軋成細粉，開水送服。

【功能】湧吐祛痰，安神通竅。治療精神失常。

【附注】《中醫雜誌》1959年第6期李聰甫報導：一梅姓婦人，年四十餘，因與其夫口角，其夫出言對她刺激太甚，忽然精神失常，狂笑不止，家人惶急，不知所措。囑用食鹽一團，放在菜刀上，用炭火煅赤醋淬，取出擂細，頓時湧吐痰涎黏液極多，狂笑乃止。

（2）加減大承氣湯

【來源】清·俞根初《重訂通俗傷寒論》。

【處方】生川軍、風化硝、枳實、煅礞石各15克，豬膽汁、米醋各15CC，牛黃0.6克。

【用法】前4味，用水煎煮，去滓取汁，沖入豬膽汁、米醋，後

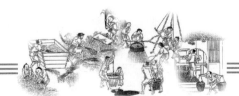

入牛黃調服。

【功能】瀉熱通便，滌痰開竅。治療由於醇酒厚味，痰熱內蘊，或天氣極熱，盛怒不釋而引發的狂證。

（3）英神普救丸

【來源】明·李時珍（東壁）《本草綱目》。

【處方】麝香 0.6 克，雄黃 15 克，琥珀 0.6 克，沒藥 4.5 克，陳皮 4.5 克，白豆蔻 9 克，鬱金 15 克，膽星 6 克，木香 4.5 克，牛黃 0.6 克，巴豆霜 12 克，豬牙皂 4.5 克，陳醋適量。

【用法】先用小乳缽將麝香、牛黃研細，再將餘藥研成細末，將諸藥末和勻，以陳醋打糊為丸，朱砂為衣，如綠豆大。每服 7 丸，體弱者可先用 5 丸，日服 2 ～ 3 次，飯後半小時及臨睡前以溫開水送服。

【功能】疏肝解鬱，化痰通竅。主治精神分裂症。症見精神抑鬱，表情淡漠，語無倫次，答非所問，喜怒無常，不欲飲食，舌苔膩，脈弦滑。

【附注】江西省景德鎮市第三醫院吳承忠驗案舉例：黃○○，男，35 歲。1983 年 10 月初診。患者精神抑鬱，語無倫次，答非所問，外出行走漫無目的，不進早餐。病情逐漸加重，日甚一日。脈緩弦略滑，按之有力，舌苔薄膩。先投以導痰湯加鬱金、石菖蒲，數劑不應。改服英神普救丸，每日 2 次，一料藥將服盡時，病即告癒。觀察 9 年未復發。本方在服藥期間，有輕度便瀉實屬正常反應，不必顧慮。另外，服藥時當忌食雞肉、牛肉、羊肉、鯉魚、鮮蝦等食物。

第六節　肝膽病症

一、黃疸（肝炎）

黃疸，多因感染濕熱疫毒等外邪，導致濕濁阻滯，脾胃肝膽功能

失調，膽液不循常道，隨血泛溢引起的以面黃、目黃、身黃、尿黃為主要臨床表現的一種病症。本病為臨床常見病，男女老少皆可患，但以青壯年為多。本病相當於西醫學中肝細胞性黃膽、阻塞性黃疸、溶血性黃疸、病毒性肝炎等疾患。

（1）鮮豬骨米醋方

【來源】出自《民間驗方》。

【處方】米醋1000CC，鮮豬骨（以脊椎骨為佳）500克，紅、白糖各120克。

【用法】取鮮豬骨，水洗淨，置鍋內與糖、醋共煮（不加水），至沸後30分鐘取出過濾，淨器收貯。成人每服30～40CC，小兒（5～10歲）10～15CC，每日3次飯後服。一個月為一療程，慢性者可服2～3療程，對有高熱者不宜用。

【功能】消食化瘀，益腎補肝。主治急、慢性傳染性肝炎。

【附注】《中藥大辭典》臨床報導：用本方觀察3例，服藥40～60天後，均告恢復。

（2）治黃疸方

【來源】漢末‧輯者佚名《名醫別錄》。

【處方】雞蛋1顆，醋適量。

【用法】醋漬雞蛋一宿，頓服。

【功能】清熱解毒，益氣養陰。治療黃疸，破大煩熱。

【附注】明‧李時珍《本草綱目‧禽部第四十八卷》亦云：「時行發黃，醋酒浸雞子一宿，吞其白數枚。」本方東晉‧葛洪撰《肘後備急方》中，亦有收載。

（3）三十六黃救急方

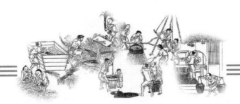

【來源】北宋·趙佶敕撰《聖濟總錄·卷六十一》。

【處方】雞蛋1顆，好醋1杯。

【用法】將雞蛋1顆，連殼燒灰，研末，和好醋一小杯，溫之頓服。每日1次，可連服3日，有特效。

【功能】益氣養血，散瘀解毒。主治黃疸，退黃救急。

【附注】本方源自唐·王燾《外台祕要》。明·李時珍《本草綱目·禽部第四十八卷》亦有記載，其曰：「三十六黃救急方：用雞子一顆，連殼燒灰，研酢一合，和之，頓服，鼻中蟲出為效。身體極黃者，不過三枚，神效。」清·趙學敏《串雅外編》等方書中，亦有記述。

（4）平胃散

【來源】清·吳尚先（師機）《理瀹駢文》。

【處方】陳皮15克，厚朴15克，蒼朮24克，甘草9克，食醋適量。

【用法】將前4味，共研極細末，貯瓶備用。每取本散適量，以食醋調成藥餅，貼敷於敷神闕穴（即肚臍）。睡片刻，出汗或泄黃水。

【功能】燥濕化濁，驅毒消黃。治療陽黃（黃疸型肝炎）。

【附注】上方治療黃疸性肝炎，歷經數年運用，屢用屢驗，

（5）如聖丸

【來源】明·朱權《乾坤生意》。

【處方】草血竭、羊膻草、桔梗、蒼朮各30克，甘草15克，皂礬120克，陳醋兩碗，白麵不拘多少。

【用法】前5味，研共為末，先以陳醋兩碗入鍋，下皂礬煎熬，良久下藥末，再入白麵不拘多少，和成一塊，丸如小豆大。每服30～50丸，空腹醋湯下，一日兩服，數日面色復舊也。

【功能】燥濕健脾，開胃養肝。主治脾勞黃疸（急性肝炎）。

【附注】本方明·李時珍《本草綱目·草部第二十卷》及《中藥

醋療驗方：中國歷代日常生活常見病療法

大辭典》中，均有收載。

二、痞結、肝積（肝硬化）

肝硬化是一種常見的慢性肝病，是由一種或多種病因長期損害肝臟，引起肝組織彌漫性纖維化、假小葉和再生結節形成為特徵的慢性肝病，臨床以肝功能受損與門靜脈高壓為主要表現，晚期常出現上消化道出血、肝性腦病等併發症。肝硬化在中醫文獻中，未能找到與其十分相應的病症，似屬中醫痞結、肝積等範疇。本病多由嗜酒過度，飲食不節，損傷脾胃；或情志抑鬱，氣機失於調暢，以致肝氣鬱結；或血吸蟲感染，或黃疸積聚遷延日久，使氣血瘀滯而致病。肝硬化是我國常見疾病和主要病死病因之一。

（1）仙鼓丹

【來源】出自《民間驗方》。

【處方】鬱金 15 克（醋浸蒸），薺苨 45 克，大黃（煨）30 克，沉香 0.2 克，琥珀 0.2 克，板藍根 10 克，鹿茸（乳汁蒸）0.5 克，黑、白牽牛子（拌酒蒸半，炒半）18 克，食醋適量。

【用法】各藥炮製後，共研細末，煉蜜為丸，每丸重 10 克，每日 2 次，每次 1 丸，醋水送服，連服 3 ～ 12 個月。

【功能】疏肝理氣，溫補肝腎。用治於肝硬化。

【附注】河南南陽地區醫院甯國珍用本藥臨床驗證 50 例，顯效 38 例（76.0％），有效 11 例（22.0％），無效 1 例（2.0％），總有效率為 98.0％。

（2）軟肝散

【來源】出自《民間驗方》。

【處方】芒硝 30 克，地鱉蟲 120 克，王不留行 150 克，甲珠 150 克，

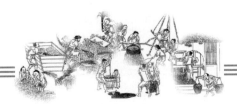

制川烏 120 克，延胡索 90 克，冰片 30 克，桃仁 120 克，法半夏 150 克，三七 150 克，制草烏 120 克，五靈脂 90 克，蜂蜜、食醋各適量。以上 1～2 方，均摘自楊氏《食醋療法》。

【用法】將前 12 味藥，共研細末，用蜂蜜、食醋各半加溫調和（以濕為度），外敷肝、脾部位。每劑藥可用 10 日，乾則用醋調濕再敷，每日至少敷 8 小時。10 日為 1 療程，連用 3 個療程。

【功能】蕩滌濕熱，活血逐瘀。治療肝脾腫大及肝硬化、肝硬化腹水。

【附注】湖南瀏陽市第六醫院劉宜進用本方臨床驗證 32 例，顯效（主要症狀消失，一般情況良好，肝、脾腫大穩定不變，無壓痛及叩擊痛，有腹水者腹水消失，肝功能恢復正常。上述指標保持半年至一年以上者）18 例，佔 56.3％；好轉（主要症狀消失或好轉，肝脾腫大不變，無明顯壓痛、叩擊痛，有腹水者減少 50％以上而未完全消失，肝功能指標改善 50％以上）10 例，佔 31.3％；無效（未達到好轉指標者）4 例，佔 12.5％，總有效率為 87.5％。方中地鱉蟲、川烏、草烏有毒，皮膚潰破處禁用。

（3）消癥散

【來源】出自《民間驗方》。

【處方】雄黃 15 克，生南星 12 克，生麻黃 10 克，水蛭 10 克，生梔子 10 克，生大黃 10 克，川紅花 6 克，麵粉、食醋各適量。

【用法】將前 7 味藥，共研細末，用食醋調勻，做成藥餅，敷貼於患處。使用藥餅時，中間應留一孔以泄病氣，再蓋上紗布，用膠布固定，敷至藥餅發乾，再加醋調濕，或另換藥餅重敷。每劑藥末，按病灶範圍做 1～3 餅，1 餅可用 3 日。敷藥局部如出現刺激性皮炎，應停止使用，待皮炎自行消退後，再敷至肝脾縮小至正常範圍為止。

【功能】活血化瘀，消癥化積。治療肝脾腫大。

【附注】本方經廣西玉林市第二人民醫院肖芳臨床治療肝脾腫大患者 32 例，其中寄生蟲病引起 16 例，感染引起 8 例，慢性疾病引起 4 例，原因不明引起 4 例。結果：痊癒 23 例，佔 71.9％；顯效 6 例，佔 18.8％；有效 3 例，佔 9.4％，總有效率為 100％。另：本方中生南星、水蛭有毒，切忌內服，皮膚潰破處慎用。

三、臌脹（肝硬化腹水）

臌脹是因腹部脹大如鼓而命名。以腹部脹大，皮色蒼黃，甚則腹皮青筋暴露、四肢不腫或微腫為特徵。多因酒食不節，情志所傷，感染血吸蟲，勞欲過度，以及黃疸、積聚失治，使肝、脾、腎功能失調，氣、血、水淤積於腹內而成。本病主要見於西醫的肝硬化腹水。另外，結核性腹膜炎、腹腔內腫瘤等疾病發生腹水，亦類似於鼓脹的症候。本病屬中醫內科四大重症之一，根治頗難。臨證詳審，隨證治之，方不致誤。

（1）桂椒散

【來源】出自《民間驗方》。

【處方】肉桂末 6 克，辣椒粉 6 克，食醋適量。

【用法】將前兩味和勻。將藥末用食醋調和均勻，分成 3 份，分別外敷於神闕穴（臍窩處）和雙側曲泉穴。外用膠布或傷濕膏黏貼固定。每 24 小時更換 1 次，連敷 3 次（一般敷藥 3 次後即可見效）。

【功能】溫陽利水，散滯除結。治療肝硬化腹水。肝硬化腹水多為肝氣鬱滯，脾失健運，腎氣不足，痰水凝固而致，此方有一定的消除肝腹水作用。

【附注】《中國中醫藥報》稱，本方經河南新野縣中醫院王心東治療 12 例，顯效 9 例，有效 3 例。

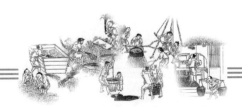

（2）吳鞠通治蠱脹方

【來源】清·吳瑭（鞠通）《清代名醫案精華·吳鞠通醫案》。

【處方】活鯉魚1條，愈大愈好，蔥500克，食醋500CC。

【用法】取活鯉魚1條，1～2千克，大者更好，不去鱗甲，不破肚，加蔥0.5千克，水煮熟透，再加醋一瓶，任服之。

【功能】健脾利水，散瘀除癥。治療蠱脹，肝經鬱勃，從頭面腫起，腹脹，滿腹青筋暴起如蟲紋者。

【附注】蠱脹，病名。又稱「蟲臌」，或簡稱「蠱」。本病主要由如血吸蟲等引起的臌脹。臨床表現：初起時腹部脹滿，脇下有痞塊，以後腹水逐漸增加時，面色蒼白或萎黃、或晦黑，肌肉消瘦，食量減少，倦怠無力。病因是蟲毒結聚於內，肝脾受傷，脈絡瘀塞，升降失常，清濁相混所致。

（3）商陸醋膏方

【來源】清·沈金鰲《沈氏尊生書》。

【處方】商陸60克，釀醋適量。

【用法】商陸研細末，釀醋調成糊狀，每晚敷於臍部，早上去掉，待腹水排盡為止。孕婦禁用。

【功能】利水通便，逐瘀散結。治療水氣腫滿（頑固性腹水）。

【附注】本方經廣東高州縣中醫院肖明邦臨床治療16例，均獲良好效果，小便增多，體重減輕，腹圍減小，體檢及超音波檢查無腹水。方中商陸有毒，只可外用，切忌內服，皮膚潰破處慎用。

（4）枳殼丸

【來源】明·李時珍（東璧）《本草綱目·草部第十七卷》。

【處方】芫花、枳殼各等分，釀醋適量。

【用法】先以釀醋浸芫花透，煮爛，再用釀醋煮枳殼至爛，一起

搗勻做丸子，如梧子大。每服 30 丸，白湯送下。

【功能】破癥化積，逐水通便。治療水蠱脹滿。

【附注】水蠱，即水臟。《諸病源候論‧水蠱候》：「水毒氣結聚於內，令腹漸大，動搖有聲，常欲飲水，皮膚粗黑，如似腫狀，名水蠱也。」本方源自明‧皇子朱橚等編《普濟方》，在《中藥大辭典》亦有收載。另，方中芫花屬峻下逐水藥，有毒。用之宜慎，切勿過量。非醫者不可妄投。

（5）水蛭丸

【來源】明‧徐春甫（汝元）《古今醫統大全‧卷三十二》。

【處方】三稜（炮）、莪朮（炮）、乾漆（炒煙盡）、牛膝（酒洗）、虻蟲（糯米炒）、琥珀、肉桂、磁砂、水蛭（石灰炒赤色）、大黃各等份、生地黃自然汁、米醋各適量。

【用法】前 10 味藥，共為細末，同生地黃自然汁與米醋和勻，丸如梧桐子大。每服 10 丸，空腹時用溫酒或童便送下。

【功能】破血逐瘀，化癥消積。治療血蠱、氣蠱、腹硬如石。

【附注】血蠱，病名。因跌撲墜墮誤行補澀所致。血蠱其實類同於血臟。《血證論‧血臟》中云：「血臟之證，脅滿，小腹脹滿，身上有血絲縷，煩躁漱水，小便赤，大便黑，腹上青筋是也。」本證可見於門脈性肝硬化，血吸蟲性肝硬化及某些腹腔內腫瘤併發腹水等病症。方中乾漆、虻蟲、水蛭、磁砂均係有毒之品，內服宜慎，切忌過量。非醫者不可妄投。

四、脅痛（肋間神經痛等）

脅痛是指一側或兩側發生疼痛。本病主要和肝膽的疾病有關。多由肝氣鬱結、瘀血、痰火等引起。由於病因病機不同，所以又有脹痛、刺痛、隱痛以及各種兼證的不同。脅痛是一個常見的病症，可見於西

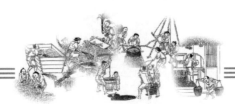

醫學中急、慢性肝炎、急、慢性膽囊炎、肋軟骨炎、肋間神經痛等多種疾病。凡以一側或兩側脇肋疼痛為主要臨床表現者，均可參照進行辨證論治。

（1）荔核米醋方

【**來源**】明‧胡濙(源潔)《衛生易簡方》。

【**處方**】荔枝核 3～7 粒，米醋 1 杯。

【**用法**】將荔枝核研為細末，入醋內服，未癒再作，數劑即癒。

【**功能**】溫中散寒，行氣止痛。治療諸氣疼痛不止。

（2）蒲靈醋敷方

【**來源**】出自《民間驗方》。

【**處方**】生蒲黃 20 克，五靈脂 20 克，陳醋適量。

【**用法**】將前兩味共研細末，用陳醋調成糊狀，每日 1 劑，分 2 次外敷患處。

【**功能**】活血化瘀，理氣止痛。治療非化膿性肋軟骨炎，肋間神經痛。

【**附注**】江蘇省空應縣醫藥公司張長順用本法治療氣血瘀阻型非化膿性肋軟骨炎 12 例，1～2 日內疼痛消失者 10 例，一週內腫脹、壓痛全部消失。

（3）延胡索醋敷方

【**來源**】出自《民間驗方》。

【**處方**】延胡索、白芷、薤白各 10 克，醋適量。

【**用法**】前 3 味，共研細末，入醋調成糊狀，取適量填於臍部，外用消毒紗布覆蓋，膠布固定。1 日 1 次，5 次為 1 療程。

【**功能**】行氣止痛，散瘀止痛。治療肋間神經痛、非化膿性肋軟

骨炎。

【附注】安徽滁州市一醫院楊振平用本方經臨床觀察 81 例，痊癒 27 例，顯效 50 例，無效 4 例，總有效率達 95.1%。

（4）威靈仙醋敷方

【來源】出自《民間驗方》。

【處方】威靈仙 30 克，夏枯草、制乳香、延胡索、地龍各 10 克，全蠍 6 克，蜈蚣 1 條（沖服），食醋 10CC。

【用法】水煎服，每日 1 劑，再將藥渣水煎取汁，加食醋 5CC，趁熱薰洗患處，8 日為 1 療程。

【功能】活血化瘀，行氣止痛。治療肋軟骨炎，肋間神經痛等。

【附注】山東聊城市中醫院喬洪傑經用本方臨床驗證 100 例，治癒 72 例，有效 28 例，總有效率為 100%。

（5）蒼梧道士陳元膏

【來源】唐·孫思邈《千金翼方·卷十六方》。

【處方】當歸、丹砂（研）各三兩，細辛、川芎各二兩，附子（去皮）二十二銖，桂心一兩二銖，天雄（去皮）三兩二銖，乾薑三兩七銖，烏頭（去皮）三兩七銖，雄黃（研）三兩二銖，松脂 500 克，大醋二升，白芷一兩，豬肪脂 5 千克，生地黃（取汁）1 千克。

【用法】上 15 味，切碎，以地黃汁、大醋漬藥一宿，豬脂肪中合煎之 15 沸，膏成去滓，納丹砂等末熟攪。

【功能】益火壯陽，祛風散寒，益陰護津，活血通絡。主風百病。有人苦胸脇背痛，服之 7 日，所出如雞子汁者二升即癒。有人協下積氣如杯，抹藥 15 日愈。有人苦臍旁氣如手摩之，去如瓜中黃穰一升許，癒。有人患腹切痛，時引脇痛數年，抹膏下如蟲 30 枚，癒。有女人苦月經內塞，無子數年，膏抹少腹，並服如杏子大 1 枚，十日下崩血二升，

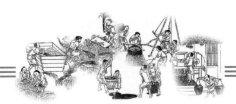

癒，其年有子。有患風瘙腫起，累累如大豆，抹之五日癒。有患膝冷痛，抹之五日，亦癒；有患頭項寒熱，瘰癧，抹之皆癒；有患面目黧黑消瘦，是心腹中疾，服藥下如酒糟者二升，癒。

五、眩暈（高血壓）

眩暈，是目眩與頭暈的總稱。目眩即眼花或眼前發黑，視物模糊；頭暈即感覺自身或外界景物旋轉，站立不穩。兩者常同時並見，故統稱為「眩暈」。眩暈多屬肝的病變。中醫認為，本病多由風、火、痰、虛等多種原因引起。眩暈是常見的臨床症狀之一，西醫的高血壓病，又以眩暈為主要臨床表現，故將其列為本節主治範疇。

（1）醋浸花生米方

【來源】出自《民間驗方》。

【處方】生花生米、醋適量。

【用法】生花生米（帶衣者）半碗，用好醋倒入至滿碗，浸泡7天，每日早、晚各吃10粒。血壓下降後，可隔日或數日服用1次，連服7天為1療程。

【功能】健脾補虛，活血化瘀。可治療高血壓病兼動脈硬化、眩暈者。本方對保護血管壁、阻止腦血栓形成，有較好的防治功效。

【附注】廣東珠海紅旗華僑醫院楊勇用本方經臨床驗證70餘例，療效顯著。

（2）吳茱萸醋敷方

【來源】出自《民間驗方》。

【處方】吳茱萸30克，米醋適量。

【用法】將吳茱萸研為細末，每取0.6～1兩，與米醋調成糊狀，每晚臨睡前敷於雙足心湧泉穴，外用紗布覆蓋，膠布固定，每日1次。

【功能】溫中下氣，降逆散瘀。治療高血壓、眩暈。

【附注】《中藥大辭典》臨床報導：用此法治療高血壓病，一般敷 12 ～ 24 小時後，血壓即開始下降，自覺症狀減輕。輕症敷 1 次，重症敷 2 ～ 3 次即顯示降壓效果。

另據山西省晉城市醫院任貴賢用本法臨床驗證 30 例，血壓均高於 160/95mmHg。結果：臨床治癒 21 例（70.0%），有效 7 例（23.3%），無效 2 例（6.7%），總有效率為 93.3%。

（3）中西藥醋敷方

【來源】出自《民間驗方》。

【處方】吳茱萸、川芎各 10 克，冰片 0.5 克，心痛定 20 毫克，醋適量。

【用法】將前 4 味藥，共研細末，用醋調成糊狀，貼於神闕穴（肚臍），用關節膏固定。每日換藥 1 次，3 週為 1 療程。

【功能】溫中散寒，活血滋肝。治療高血壓而引發的頭暈、頭痛等症。據現代藥理研究，本方有擴張血管，改善微循環，降低高血壓等作用。

【附注】內蒙古鄂爾多斯市中醫院張喜蓮用本法臨床驗證 151 例，均為 II 期高血壓，結果：顯效 99 例（65.6%），有效 41 例（27.2%），無效 11 例（7.3%），總有效率達 92.7%。

（4）紅蓖麻子醋餅方

【來源】出自《土家族方》。

【處方】紅蓖麻子 20 粒，鮮川牛膝 10 克，珍珠母粉 5 克，雷公高樹葉 3 克，米醋適量。

【用法】將前 4 味，共和勻搗爛，加米醋調餅，敷於湧泉穴，每日換藥 1 次。

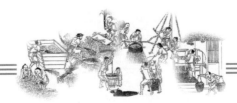

【功能】平肝息風，引熱下行。治療高血壓。

【附注】獻方人湖北省來鳳縣翔鳳鎮老虎洞衛生所楊洪興稱：此方治療高血壓，經臨床反覆驗證，效果滿意。

（5）白芥子桃紅醋敷方

【來源】出自《民間驗方》。

【處方】白芥子、桃仁、紅花、花椒、火麻仁、生大黃各等份，醋適量。

【用法】將前 6 味，共研細末，貯瓶備用。每晚臨睡前溫水洗腳後，取藥末適量，用醋調成糊狀，敷於湧泉穴，早上去掉，每日 1 次。

【功能】活血通經，引熱下行。主治高血壓伴頭暈、頭痛等症。

【附注】河南中醫學院李忠經用本方臨床驗證 42 例，治癒（血壓正常，無自覺症狀，隨訪 3 個月以上無復發）35 例（83.3％），顯效（收縮壓下降 20mmHg 以上，但未正常，舒張壓 ≤ 190mmHg；或收縮壓 ≤ 140mmHg，而舒張壓為 90 ～ 95mmHg，稍有自覺症狀）4 例（9.5％），有效（收縮壓下降 10 ～ 20mmHg，舒張壓下降 5 ～ 10mmHg，但未正常）3 例（7 ～ 1％）。

六、顏面神經麻痹

顏面神經麻痹，中醫稱口喎、口僻，俗稱：「吊線風」。指口唇歪斜於一側的徵象。本症多由正氣不足，絡脈空虛，衛外不固，風邪乘虛入中脈絡，氣血痹阻而發生。《諸病源候論》曰：「偏風口喎是體虛受風，風入於夾口之筋也。足陽明之筋，上夾於口，其筋偏虛，而風因乘之，使其經筋急而不調，故令口僻也。」

（1）薑醋白芨糊

【來源】出自《民間驗方》。

【**處方**】生白芨 15 克，生薑汁、食醋各適量。

【**用法**】將生白芨加水浸泡 30 ～ 60 分鐘，小火煎 30 分鐘，過濾後，再加水煎 20 分鐘，去渣取汁，兩次藥液合併，濃縮成糊狀。然後加食醋和生薑汁，煮沸加勻即可。使用時，先用溫開水擦洗患處，再將加溫的藥液用鵝毛醮塗患側。每日 3 ～ 5 次，翌晨仍照上法塗藥。病程長者，可同時用白芨粉內服，每次 30 克，飯後用薑湯送服。每日 3 次，5 日為 1 療程，一般 1 ～ 3 個療程即可望痊癒。

【**注意事項**】外塗面部患側對應部位，即喎左塗右，喎右塗左，勿塗反。塗藥後要注意保暖，注意避風。個別病例塗藥後有癢感或有紅點，停藥後則自行消失，無需特殊處理。

【**功能**】溫經化瘀，牽正斂肌。主治顏面神經炎所致的面癱。

【**附注**】浙江省永康市中醫院張繼臣用本法臨床驗證 85 例，結果：1 個療程治癒 38 例，2 個療程治癒 35 例，3 個療程治癒 12 例，其中加白芨粉內服 8 例，治癒率達 100％。

（2）皂醋敷方

【**來源**】唐・王燾《外台祕要》。

【**處方**】皂角 150 克，三年大醋適量。

【**用法**】皂角，去皮、研為末，以三年大醋和之，喎左塗右，喎右塗左，乾更上之。

【**功能**】行氣活血，祛風通絡。主治中風口眼歪斜（顏面神經麻痹）。

【**附注**】①據《全國中西醫結合工作會議資料選編》載：「皂角辛散溫通，使氣行血活，脈絡通暢，麻痹自消。用本方經臨床治療千餘例，皆獲良效，一般換藥 5 ～ 7 次即癒。」②另據河南中醫學院二附院李為民臨床驗證 59 例，治癒 57 例，好轉 2 例，總有效率為100％。③本方唐・孫思邈《備急千金要方・卷八方》、明・李時珍《本

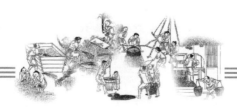

草綱目‧木部第三十五卷》中，均有收載。

（3）牙皂麝香藥醋方

【來源】出自《民間驗方》。

【處方】豬牙皂 20 克，麝香 1 克，陳醋 100CC。

【用法】將豬牙皂置陳醋中，浸泡 1 天後，取陳醋，去牙皂；麝香研細入此陳醋中，攪勻備用。用時以棉棒蘸藥醋塗擦患側地倉穴與頰車穴間（包括地倉與頰車 2 穴），1 日 3 次，以癒為止。

【功能】行氣活血，祛風通竅。主治顏面神經麻痹。

【附注】用此法治療 5 例，均在 7 天內治癒，快者 1～2 天內即癒。

（4）加味牽正散

【來源】出自《民間驗方》。

【處方】白附子 12 克，僵蠶 12 克，全蠍 9 克，蓖麻子（去皮）10 克，乳香 3 克，麝香 1.5 克，醋適量。

【用法】將前 6 味藥搗成細泥狀，加醋調成糊狀。攤在 4～6 層紗布上，面積約 3 公釐大小貼在患部下關穴，膠布固定，4 小時後去掉。每日 1 次，3～5 次癒。

【功能】祛風除濕，散瘀通竅。治療中樞性或陳舊性面癱。

【附注】本方為個人經驗方。據山西省針灸研究所王寶生介紹，用本法治療中樞性或陳舊性面癱，療效顯著。若配合針灸，療效更好。本方中蓖麻子有毒，皮膚潰破處慎用。

（5）石灰醋敷方

【來源】明‧李時珍（東璧）《本草綱目‧石部第九卷》。

【處方】新石灰、醋各適量。

【用法】新石灰，加醋炒後，調如泥，塗之。口向左喎，塗右側；

口向右喎，塗左側，立便牽正。

【功能】祛風活血，散瘀通絡。治療中風口眼喎斜（顏面神經麻痺）。

【附注】本方源於《本草衍義》，宋‧寇宗奭撰。另，石灰有毒，切忌入口，上下眼瞼，口唇切不可塗藥，局部皮膚破損者禁用。

七、中風（腦卒中）

中風，又名「卒中」。多由憂思惱怒，飲食不節、酒縱欲等因，以致陰陽失調，臟腑氣偏，氣血錯亂所致。臨床表現以猝然昏仆，不省人事，或突然口眼歪斜，半身不遂，言語蹇澀為主要特徵。因本病起病急劇，變化迅速，與自然界善行而數變之風邪特性相似，故古人以此類比，名曰「中風」。本病與西醫的腦卒中大體相同。腦卒中包括出血性腦血管病和缺血性腦血管病兩大類。出血性腦血管病主要有高血壓性腦出血；缺血性腦血管病主要有腦血栓形成、腦栓塞和暫時性腦缺血發作等。

（1）芥子醋

【來源】明‧李時珍（東璧）《本草綱目‧菜部第二十六卷》。

【處方】芥子一升，醋三升。

【用法】上兩味，煮取一升，薄頭以布裹之，一日一度。

【功能】溫經散寒，活血通絡。治中風口噤不知人者。《肘後方》：「以治卒不得語」。

【附注】口噤，指牙關緊急，口不能張開的症狀。可因內有積熱，外中風邪，痰凝氣滯，瘀阻經絡所致。本方源自唐‧孫思邈《備急千金要方‧卷八方》，北宋‧王懷隱等《太平聖惠方》亦有收載。

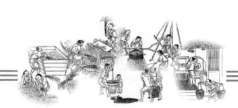

（2）治中風發熱方

【來源】 唐·孫思邈《千金翼方·卷十七方》。

【處方】 大戟、苦參各等分。

【用法】 上兩味，搗篩藥半升，以醋漿水十升，煮三沸，洗之，從上至下，立瘥，寒乃止。小兒三指撮，醋漿水四升，煮如上法。

【功能】 溫經散寒，活血通絡。治療中風發熱者

【附注】 現代藥理研究，大戟有擴張血管、興奮妊娠離體子宮及抗腎上腺的升壓作用。然本品性味苦，寒，有毒，皮膚潰破處慎用。

（3）絨花散

【來源】 明·龔廷賢（子才）《萬病回春》。

【處方】 鱉甲、鹿茸、乳香、沒藥、絨花樹根（夜合花根）各6克，醋、黃酒各適量。

【用法】 先將鱉甲用醋炙九次，與上藥共研細末，和勻，貯瓶備用。每取15克，五更黃酒送下。男子至重二服出汗，女人至重，只用一服神效。

【功能】 補腎壯陽，散瘀通經。治療腎陽虛，瘀阻經絡型所致的半身不遂。

（4）中風敷臍散

【來源】 出自《民間驗方》。

【處方】 黃耆、羌活、威靈仙、乳香、沒藥、琥珀、肉桂、菖蒲、葛根、牛膝、地龍、夏枯草、獨活、桑枝各等份，食醋適量。

【用法】 上藥共研細末，貯瓶備用。每取藥末10克，用食醋調成糊狀，洗淨臍部，將藥膏敷在臍上，以麝香虎骨膏固定，熱水袋敷臍半至1小時（熱度以口中有藥味或醋味為宜），次晨取下。

【功能】 益氣活血，散瘀通經。治療中風後遺症。

【附注】廣西博白縣醫院王世安用本法臨床驗證 31 例，痊癒（患側功能基本恢復正常，語言暢順，意識清楚）4 例，顯效（上、下肢肌力較治療前提高一級以上，語言較清楚，意識障礙好轉，動作稍差）22 例，無效（用藥 3 個療程後，症狀無改善）5 例，總有效率為 83.9％。

（5）烏荊丸

【來源】北宋・官修方書《太平惠民和劑局方・卷一方》。

【處方】炮川烏（去皮臍）30 克，荊芥穗 60 克，醋適量。

【用法】上藥，為細末，醋糊為丸，梧桐子大，每服 20 丸，酒或熱水送下，有痰空腹服，日 3 ～ 4 次，無痰早晨服。

【功能】除風祛濕，活血通絡。治療諸風緩縱，言語蹇澀，手足不遂，口眼喎斜，眉目瞤動，頭昏腦悶，筋脈拘攣，不得屈伸，遍身麻痹，百節疼痛，皮膚瘙癢，抓成瘡瘍；婦人血風，渾身痛癢，頭疼眼暈，及腸風臟毒，下血不止者，服之尤效。有痛風抽搐，頤頷不收者，服六七服即瘥也。

【附注】本方明・李時珍《本草綱目・草部第十七卷》中，亦有收載。另：方中川烏有毒，服之宜慎，切勿過量。非醫者切勿妄投。

（6）乳香宣經丸

【來源】北宋・官修方書《太平惠民和劑局方・卷一方》。

【處方】川楝子（銼，炒）、牽牛子（炒）、烏藥（去木）、茴香（淘去沙土，炒）、橘皮（去白）、萆薢（微炙）、防風各 60 克，乳香（研）、草烏（烏豆 27 克同煮，竹刀切透黑，去皮、尖，焙）、五靈脂（酒浸，淘去沙石，曬乾，研）各 15 克，威靈仙（去蘆，洗）60 克。酒、醋各適量。

【用法】上藥為細末，醋糊為丸，如梧桐子大，每服 50 丸。男

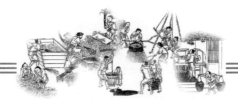

子鹽酒下，婦人醋湯下。

【功能】活血止痛，強壯筋骨。治療體虛為風濕寒暑進襲，半身不遂，手足頑麻，骨節煩疼，足脛浮腫，惡寒發熱，漸成腳氣；肝腎不足，四肢攣急，遍身攻疰；或閃朒打撲，內傷筋骨；男子疝氣，婦人經脈不調。

八、疝氣（急慢性睪丸炎、附睪炎等）

疝氣，是指睪丸、陰囊腫脹疼痛，或牽引少腹疼痛為特徵的一類疾病，多因感受外邪、房勞、憤怒、勞倦及先天因素有關。因本病多由邪聚陰分而致，且發病部位又多是肝經所過，故有「諸疝皆屬於肝」之說。凡以睪丸、陰囊腫脹疼痛，或牽引少腹疼痛為主要臨床表現者，如西醫學中的急、慢性睪丸炎、附睪炎、睪炎鞘膜積液等疾病，均在本治療範圍之列。

（1）陳醋麥麩蔥根方

【來源】出自《民間驗方》。

【處方】醋 500CC，麥麩 250 克，蔥根 3 個。

【用法】將麥麩用醋拌勻，入鍋炒熱，以不灼手為宜，再把蔥根搗成糊狀。先把蔥根敷在小腹部，然後敷醋麥麩熨之，須反覆加熱，保持溫度，熨小腹 20 ～ 30 分鐘，見汗得效。

【功能】溫陽通脈，散瘀止痛。治療各類疝氣。

【附注】本方為民間偏方。據山西省文水縣中醫院常培華介紹：他逢一患者，疝氣墜痛難忍，經止痛針藥不效，一位老人用此偏方敷之，10 分鐘後墜痛大減，半小時後痛癒。此方既方便，又經濟、實惠，且靈驗有效，值得推廣。

（2）黑豆熨方

【來源】北宋·趙佶敕撰《聖濟總錄》。

【處方】黑豆約1碗，米醋適量。

【用法】前1味，用米醋炒，青布袋盛，熨心腹。更以椒蔥湯淋滌腰胯，尋常注意保暖。

【功能】溫陽通脈，散寒止痛。治療因久坐卑濕，忽陰囊虛腫，氣上藥。

【附注】久坐卑濕，係指久坐於地勢低，濕氣重的地方而致病。

（3）熱灰醋墢方

【來源】唐·孫思邈《備急千金要方·卷二十四方》。

【處方】醋、熱灰各適量。

【用法】上兩味，醋和熱灰熨之。

【功能】溫陽化濕，散瘀止痛。主治有人陰冷，漸漸冷氣入陰囊，腫滿恐死，日夜疼悶《外台祕要》作「夜即痛悶」，不得眠）。本方在《本草綱目·土部第七卷》中，亦有收載。其曰：「陰冷疼悶，冷氣入腹，腫滿殺人，醋和熱灰，頻熨之。」

（4）雞頭根鹽醋方

【來源】出自《法天生意》，撰人撰年不詳。

【處方】雞頭根（芡實根）不拘多少，鹽、醋各適量。

【用法】雞頭根，切片，煮熟，鹽、醋食之。

【功能】補脾益腎，行氣止痛。主治偏墜氣塊。

【附注】本方明·李時珍《本草綱目·果部第三十三卷》及《中藥大辭典》中，均有收載。

（5）大黃米醋方

【來源】隋僧·梅師（文梅）撰《梅師集驗方》。

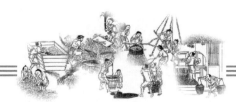

【處方】大黃、米醋各適量。

【用法】將大黃研細末，入米醋調成糊狀，塗於患處，乾則易。

【功能】清熱除濕，散瘀止痛。治療疝氣偏墜，作痛。

【附注】本方明·李時珍《本草綱目·草部第十七卷》中，亦有收載。

（6）失笑散

【來源】北宋·官修方書《太平惠民和劑局方》。

【處方】五靈脂、蒲黃各等份，醋兩杯。

【用法】將前兩味，共研細末，以醋調末成膏，加水一碗，煎至七成，趁熱服下。痛未止，可再服。或用醋糊和藥末為丸，童便和酒送服。

【功能】活血化瘀，行氣止痛。治療小腸疝氣及心腹痛（心腹痛包括婦女妊娠期間及產後心痛、小腹痛、血氣痛等症）。

（7）奪命丹

【來源】北宋·官修方書《太平惠民和劑局方·卷八方》。

【處方】吳茱萸（去枝、梗）500克，澤瀉（去毛）60克，醋、酒、水、童便各適量。

【用法】將吳茱萸分為四份。125克酒浸，125克醋浸，125克湯浸，125克童子小便浸一宿，同焙乾，與澤瀉共研為末，酒煮麵糊丸，如梧桐子大。每服50丸，空腹服，用鹽湯或酒吞下。治療產後胞衣不下，並治死胎。

【功能】溫中下氣，散瘀除濕。治療小腸疝氣，偏墜搐疼，臍下撮痛，以致悶亂；及外腎腫硬，日漸滋長，

【附注】本方明·李時珍《本草綱目·果部第三十二卷》及《中華名醫方劑大全》、《中藥大辭典》中，均有收載。元·艾元英撰《如

宜方》中亦有收載，方名為「星斗丸」。

（8）茴香楝實丸

【來源】金·李杲（東垣）《醫學發明·卷五方》。

【處方】炒川楝子、茴香、山茱萸、食茱萸、青皮、馬藺花（醋炒）、芫花各 30 克，醋適量。

【用法】上藥，為細末，醋糊為丸，梧桐子大，每服 30 丸，食前溫酒送下。

【功能】疏肝理氣，除寒止痛。治療疝氣，瘕聚。

【附注】瘕，病症名。《諸病源候論·瘕病候》曰：「瘕病者，由寒溫不適，飲食不節，與藏氣相搏，積在腹內，結塊成瘕，隨氣移動是也。言其虛假不牢，故謂之為瘕也。」方中芫花有毒，用時宜慎，不可過量，體質虛弱及孕婦禁服。

第七節 氣血津液病症

氣血津液病症，是指在外感或內傷等病因的影響下，引起氣、血、津液的運行失常，輸布失度，生成不足，虧損過度而導致的一類病症。許多病症均不同程度地與氣血津液有關。如水腫、汗症、消渴、血證、積聚、癭病等。

一、水腫

水腫，古代稱水氣、水病、水脹。是指體內水濕停留，面目、四肢、胸腹甚至全身浮腫的疾患。《景岳全書·水腫論治》云：「凡水腫等證，乃脾、肺、腎三臟相干之病……」水腫治則：「諸有水者，腰以下腫，

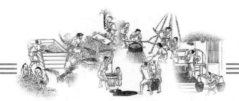

當利小便；腰以上腫，當發其汗。」本病之水腫，與西醫的急、慢性腎小球腎炎，腎病綜合症，充血性心力衰竭，內分泌失調，以及營養障礙等疾病所出現的水腫較為相近。

（1）醋煮乾薯方

【來源】元‧僧人繼洪輯《嶺南衛生方》。

【處方】甘薯（白皮白肉者良）250 ～ 500 克，米醋一盞。

【用法】秤取甘薯（又名番薯、地瓜），洗淨，切，入生薑 1 片，棗 3 枚，米醋 1 盞，水適量，煮熟食之。

【功能】健脾胃，強腎陰，寬腸通便。治療全身水腫。

（2）鯉魚醋內服方

【來源】東晉‧范汪（玄平）撰《范汪方》。

【處方】鯉魚一條，醋 2000CC。

【用法】鯉魚剖殺洗淨，用醋煮乾食，一日一次。

【功能】健脾利水，活血消腫。主治水腫（本方以急、慢性腎炎和腎病綜合症之水腫，療效尤佳）。

【附注】本方明‧李時珍《本草綱目‧鱗部第四十四卷》中，亦有收載。

（3）水牛肉薑醋方

【來源】唐‧咎殷撰《食醫心鏡》。

【處方】水牛肉 500 克，薑、醋各適量。

【用法】將水牛肉熟蒸，以薑、醋空腹食之。

【功能】強筋壯骨，除濕利水。主治水腫尿澀。

【附注】本方明‧李時珍《本草綱目‧獸部第五十卷》中，亦有收載。

（4）治水病腫滿方

【來源】北宋・趙佶敕撰《聖濟總錄》。

【處方】大豆黃卷、炒大黃各等分，醋適量。

【用法】大豆黃卷，用醋炒，與炒大黃共研細末，以蔥、橘皮湯服6.5克，黎明時在小便通暢，即為有效。

【功能】清暑解表，分利濕熱。主治水病腫滿，喘急，大小便澀。

【附注】本方明・李時珍《本草綱目・穀部第二十卷》中，亦有收載。

（5）葶藶子醋方

【來源】唐・孫思邈《備急千金要方・卷二十一方》。

【處方】葶藶子不拘多少，醋適量。

【用法】葶藶子生搗，醋和服之，以小便數為度。

【功能】瀉肺行水，散瘀消腫。主治水通身腫。

（6）醋煮針砂方

【來源】明・劉天和《保壽堂經驗方》。

【處方】針砂、豬苓、地龍各9克，醋適量。

【用法】先將針砂用醋炒乾，再與豬苓、地龍共研細末，蔥涎研和，敷臍中約一寸厚，縛之，待小便多為度。日兩次，入甘遂更妙。

【功能】活血化瘀，利水消腫。主治水腫尿少。

【附注】本方明・李時珍《本草綱目・金石部第八卷》中亦收載。

（7）地龍散

【來源】清・吳尚先（師機）《理瀹駢文》。

【處方】地龍、甘遂、豬苓、硼砂各10克，薑汁、食醋各適量。

【用法】將前4味，共研細末，貯瓶備用。使用時，每取本末適量，

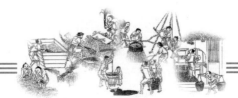

加薑汁、食醋調和成膏，敷於臍中，每日換藥 1 次。

【功能】通絡，利水，消腫。主治水腫。

【附注】本方利水、消腫作用較大，用之多驗。

（8）浚川丸（亦名十水丸）

【來源】明·李梴（健齋）《醫學入門·卷七》。

【處方】桑白皮、大戟、雄黃、茯苓、芫花、甘遂、商陸、澤瀉、巴戟、葶藶各 15 克，醋適量。

【用法】將前 10 味共為末，醋糊為丸，如梧桐子大。每服 30 丸，五更時薑湯送下。

【功能】滌痰消腫，逐水通淋。主治水腫。

【加減】從面腫起，根在肺，加桑白皮 15 克；從四肢腫起，根在脾，加大戟 15 克；從背腫起，根在膽，加雄黃 15 克；從胸腫起，根在皮膚，加茯苓 15 克；從脅腫起，根在肝，加芫花 15 克；從腰腫起，根在胃，加甘遂 15 克；從腹腫起，根在脾，加商陸 15 克；從陰腫起，根在腎，加澤瀉 15 克；從手腫起，根在腹，加巴戟 15 克；從腳腫起，根在心，加葶藶 15 克。

二、消渴（糖尿病）

「消渴」，是指因飲食不節和情志失調等引起的以多飲、多食、多尿、形體消瘦，或尿有甜味為特徵的病症。其中過食肥甘、醇酒厚味，或過度的精神刺激，是導致本病的主要發病誘因。其病理變化主要是陰虛燥熱。中醫的消渴病與西醫的糖尿病基本一致，而西醫的尿崩症，亦具有本病的特點。

（1）雞蛋蜜醋方

【來源】出自《民間驗方》。

【處方】生雞蛋5顆，醋400CC，純正蜂蜜250CC。

【用法】將生雞蛋打散置碗中，加入醋150CC調和，泡約36小時，再用醋、蜂蜜各250CC與原有的醋蛋液混合調勻，每日早晚口服15CC。

【功能】滋陰潤肺，養血生津。適用於治療糖尿病。

【附注】此方經實踐證明，可以改善機體的酸鹼平衡，促進人體分泌機能，使各腺體分泌正常，連續服用，對糖尿病有一定的療效。但需要說明，一定要用真正的純蜂蜜，若摻雜蔗糖的蜂蜜，切不可取。

（2）仙鶴草醋敷方

【來源】出自《民間驗方》。

【處方】仙鶴草100克，金錢草50克，醋適量。

【用法】前兩味，研為細末，取藥末15克，醋調貼於臍部，外用紗布覆蓋，膠布固定。每日1次，10天為1療程。

【功能】健胃止血，散瘀消渴。主治糖尿病，多飲、多食、多尿、身體消瘦。

【附注】本方為個人經驗方。據山西省晉城礦務局醫院李巧菊介紹：本方適用於非胰島素依賴型糖尿病。治療25例，治癒23例，好轉2例，其中1療程後，自覺症狀消失，尿糖、血糖正常的有18例；2療程以上7例。為鞏固療效，休息1週，再行第2～3療程。

（3）醋燉白雞方

【來源】出自《民間驗方》。

【處方】大白公雞或白毛母雞1隻，好陳醋250CC。

【用法】男性患者用1隻2年齡以上的白毛母雞，女性患者用1隻2年齡以上的白毛公雞（皆菜雞），宰殺洗淨，往雞肚內按量倒入好米醋（不放鹽），開口朝上置於陶瓷盆內，入鍋蒸熟，早晨空腹食用，

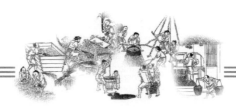

1 次吃不完，次晨加熱空服再吃，1 ～ 3 次吃完。

【功能】溫中益氣，補精添髓。治療糖尿病。

【功能】據稱：重症患者食 2 隻，尿糖即可轉陰，血糖即能降至正常。一般連吃 3 隻公雞為 1 個療程。

（4）清中丸

【來源】南宋・魏峴《魏氏家藏方・卷九》。

【處方】宣連不拘多少，好醋適量。

【用法】上 1 味，銼，用好醋浸過一指許，約一伏時濾出，焙乾，研細末，醋糊為丸，如梧桐子大，溫開水送下 30 ～ 50 丸，不拘時間。

【功能】清熱瀉火，散瘀潤燥。主治消渴（糖尿病）。

（5）黃牛胃醋方

【來源】明・李時珍（東璧）《本草綱目・獸部第五十卷》。

【處方】黃牛胃或水牛胃、醋各適量。

【用法】黃牛胃或水牛胃，用醋煮，食之。

【功能】補中益氣，解毒養胃。治療消渴風眩，補五臟。

三、血證（嘔血、咯血、衄血、尿血等）

凡由多種原因引起火熱熏灼或氣虛不攝，致使血液不循常道，或上溢於口鼻諸竅，或下瀉於前後二陰，或滲出於肌膚所形成的疾患，統稱為血證。也就是說，非生理性的出血疾患，稱為血證。由火熱亢盛所致者屬於實證；由陰虛火旺及氣不攝血所致者，則屬於虛證。本病包括西醫學中多種急、慢性疾病所引起的出血。

（1）飲醋方

【來源】北宋・趙佶敕撰《聖濟總錄》。

【處方】釀醋1大盞。

【治法】上1味，煎令溫，旋服2～3下即止。若悶絕不省人事者，令人含醋噴於患者面部數次，以開眼為度。

【功能】醒神開竅，散瘀止血。主治吐血、鼻衄，心中煩悶。

（2）鮮韭菜米醋方

【來源】出自《民間驗方》。

【處方】鮮韭菜250克，米醋60克。

【用法】先將鮮韭菜搗爛擠汁，拌米醋調勻，隔水蒸熟，溫服。不能用隔夜韭菜，否則無效。

【功能】溫中解毒，行血散血。治療鼻衄。

【附注】據《民族醫藥報》推薦人徐青講：「黃某，男，46歲，1984年秋，鼻孔流血如注（無外傷史），在當地醫院打止血針及服止血藥，治療3天無效，後用此方1劑痊癒，至今未見復發。」

（3）烏梅醋丸方

【來源】明·李時珍（東璧）《本草綱目·果部第二十九卷》。

【處方】烏梅不拘多少，醋適量。

【用法】烏梅燒存性，研為末，醋糊丸梧子大。每服40丸，酒下。

【功能】收斂生津，散瘀止血。治療小便尿血。

（4）貫眾止血方

【來源】明·皇子朱橚等編輯《普濟方》。

【處方】貫眾（亦名黑狗脊，黃者不用，須內肉赤色者）不拘量，醋適量。

【用法】黑狗脊，去皮毛，銼焙為末，醋糊丸梧子大。每次飲下30～40丸。

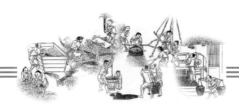

【**功能**】清熱解毒，涼血止血。治療諸般下血，腸風酒痢，血痔鼠痔下血。

【**附注**】本方明·李時珍《本草綱目·草部第十二卷》中，亦有收載。

（5）蒜連丸

【**來源**】宋·楊士瀛（仁齋）《仁齋直指·卷二十六方》。

【**處方**】黃連（曬乾，為末）6克，獨頭蒜1顆（煨熟，取肉，研細），米醋少許。

【**用法**】將上藥，入米醋，搗和為丸，梧桐子大，曬乾。每服30～40丸，陳米飲下。

【**功能**】清腸解毒，散瘀止血。主治諸血妄行，臟毒下血。

（6）治陽毒入胃下血方

【**來源**】北宋·孫用和《孫尚藥方》。

【**處方**】鬱金五個大者，牛黃、皂莢子（分別研細），醋適量。

【**用法**】前兩味同為散。每服用醋漿水一盞，同煎三沸，溫服。

【**功能**】清心利膽，化瘀定痛。治療陽毒入胃下血，頻疼痛不可忍。

（7）醋黃散

【**來源**】清·唐容川《血證論·卷八方》。

【**處方**】大黃3克，鬱金子3克，降香3克，三七3克，當歸9克，牛膝6克，醋適量。

【**用法**】上6味，均用醋炒，共研為末。以酒、童便沖服。

【**功能**】清熱降逆，散瘀止血。主治吐血。

醋療驗方：中國歷代日常生活常見病療法

（8）治血箭方

【來源】摘自《民間診病奇術》壯族方。

【處方】醋 1500CC，人參 20 克，當歸 50 克，甲片（炒，研末）10 克

【用法】先將患處浸入熱醋中，浸泡 15 分鐘左右，外用桃花散（即：桃仁、葵子、滑石、檳榔各等份）以涼水外敷患處。另將人參、當歸煎煮成濃汁，入甲片末共服，或內服涼血地黃湯。

【功能】補氣益血，散瘀涼血。治療因酒色俱傷所出現的一種症狀。

【附注】血箭，中醫文獻無此病名。據推薦人雲南省個舊市人民醫院蘇平稱：本病多因酒色勞傷，心肺火盛所致。表現於足上毛孔忽然血出如注，有的呈噴射狀，一射數尺，故名血箭。因本症臨床十分罕見，醫書上少有記載，發病者若不及時急救，數小時必死。

四、汗證（自汗、盜汗、黃汗等）

汗證，是指陰陽失調，腠理不固，而致汗液外泄失常的一種病症。根據汗出的表現，一般可分為自汗、盜汗、黃汗等。其中，白晝時時汗出，動輒益甚者，稱為自汗；寐中汗出，醒後即汗止者，稱為盜汗。自汗多因肺氣虛弱，衛陽不固所致；盜汗多因陰虛內熱，迫汗外泄所致。兩者是臨床較為常見的一種病症。另外，汗色黃而染衣者，為黃汗。

（1）五倍子醋敷方

【來源】出自《土家族方》。

【處方】五倍子 30 克，醋適量。

【用法】將五倍子研細末，用醋調成糊狀，外敷於臍部，用膠布固定，每日換藥 1 次。

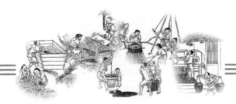

【功能】斂肺生津，收澀止汗。治療各型自汗、盜汗症，均有顯著療效。

【附注】長春市中醫學院附屬醫院王烈用此方臨床驗證 500 例，其中自汗 161 例：治癒 29 例，好轉 124 例，無效 8 例；盜汗 93 例：治癒 28 例，好轉 63 例，無效 2 例；自汗與盜汗兼見 246 例：治癒 71 例，好轉 153 例，無效 22 例。總有效率為 93.6％，治癒率 25.6％。

（2）止汗散

【來源】清‧賀繡紳《經驗方》。

【處方】五倍子 20 克，龍骨、朱砂各 10 克，陳醋適量。

【用法】將前 3 味共研細末，收貯備用。待臨睡前將患兒臍部擦淨，每取藥末適量，加陳醋調成糊狀如蠶豆大，敷於臍部。

【功能】收斂止汗，鎮驚安神。治療小兒自汗、盜汗。

【附注】湖北省中醫藥研究院楊順珍用本法經臨床驗證 108 例。辨證屬氣陰兩虛型 49 例，陰虛內熱型 58 例，脾虛積熱型 1 例。結果：痊癒（用藥 1 個療程，症狀消失無復發）60 例，顯效（用藥 1 個療程，症狀消失，半年後復發，而症狀有所減輕）35 例，有效（用藥後盜汗明顯減少）11 例，無效（用藥後症狀無改善）2 例，總有效率為 98.1％。

（3）五倍子醋敷方

【來源】清‧賀繡紳《經驗方》。

【處方】五倍子 45 克，煅龍骨 30 克，黃耆 15 克，食醋適量。

【用法】將前 3 味藥共研細末，用食醋調成糊狀，每晚臨睡前敷於臍部，外用膠布固定，早上除掉。每日 1 次，7 次為 1 療程。

【功能】益氣固表，固澀斂汗。適用於陽虛自汗。

【附注】長春市中醫學院附屬醫院陳亞傑經臨床觀察 212 例，治

癒 182 例，好轉 12 例，無效 18 例。總有效率為 91.5%。

（4）五蠣散

【**來源**】出自《民間驗方》。

【**處方**】五倍子 15 克，牡蠣 9 克，朱砂各 1.5 克，食醋適量。

【**用法**】前 3 味，共研細末，收貯備用。每取本散適量，於臨睡前用食醋調和，敷於臍中，外以消毒紗布覆蓋，膠布固定，第 2 天早晨起床時除去，每晚 1 次

【**功能**】鎮驚安神，收斂止汗。治療盜汗、自汗。

【**附注**】本方為個人經驗方，曾用本方治療盜汗患者 55 例，其中成人 34 例，小兒 21 例，連敷 2～5 次，均獲痊癒。有 3 例患者半年後復發，繼用本方治癒。

（5）柏子仁丸

【**來源**】宋·許叔微（可知）《普濟本事方》。

【**處方**】牡蠣、人參（去蘆）、白朮、麻黃根（慢火炙，拭去汗）、五味子各 30 克，新柏子仁、半夏曲各 60 克，淨麩（慢火炒）15 克，食醋適量。

【**用法**】先將牡蠣入甘鍋子內火煅，用醋淬七次，焙乾，同餘藥共為末，棗肉丸如梧子大。空腹飲下 30～50 丸，日 2 服，散調亦可。

【**功能**】養心安神，益氣固表。適用於戢陽氣，止盜汗，進飲食，退經絡熱。

（6）五味敷劑

【**來源**】出自《民間驗方》。

【**處方**】沒食子、煅龍骨、煅牡蠣、赤石脂、五倍子各 100 克，辰砂 5 克，醋適量。

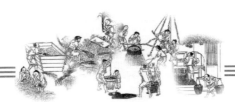

【用法】將前 6 味藥共研細粉，混勻。加入稀醋調成糊狀，每晚臨睡前敷於臍部，紗布覆蓋，膠布固定，早晨起床時揭除。1 歲以下者，每次用 10 克，1～5 歲用 15 克，5 歲以上用 20 克。3～5 次為 1 療程。

【功能】固氣澀精，斂肺止汗。主治小兒頑固性盜汗。

【附注】雲南省文山州衛生學校楊學況、陳遠瓏臨床觀察：用本方治療小兒頑固性盜汗患兒 118 例，用藥 3 次汗止者 48 例，用藥 5 次汗止者 31 例，用藥 6～7 次汗止者 21 例，無效 6 例，癒後復發者 12 例。總有效率為 94.9％。本方有較強的收斂止汗功能和抑制汗腺非正常分泌的作用。尤其對小兒頑固性盜汗，收效甚速，無任何毒副作用，且具有簡便廉的優點。

（7）桑麻五倍散

【來源】出自《民間驗方》。

【處方】五倍子 30 克，霜桑葉 15 克，黃耆 15 克，麻黃根 9 克，食醋適量。

【用法】前 3 味，共研細末，收貯備用。每取本散適量，以食醋調敷臍中，按緊，外以紗布覆蓋，膠布固定，每月換藥 1 次。

【功能】固澀，收斂，止汗。治療陽虛自汗。

【附注】本方為祖傳驗方，曾用其治療自汗患者 45 例，連敷 1～5 次，均獲痊癒。

（8）黃耆芍藥桂枝苦酒湯

【來源】東漢‧張機（仲景）《金匱要略‧卷中》。

【處方】黃耆五兩，芍藥三兩，桂枝三兩。

【用法】上 3 味，咀（咬嚼之意。古代把藥物咬成粗粒入煎劑，後世雖改用刀切碎，仍統稱咀），以苦酒（醋）一升，水七升，相和，煮取三升，溫服一升，當心煩，服至六七日乃解，若心煩不止者，以

苦酒阻故也。

【功能】補氣固表，驅逐水濕。主治黃汗病，身體腫，發熱汗出而渴，狀如風水，汗沾衣，色正黃如檗汁，脈自沉。

【附注】黃汗病，語出《金匱要略》。原文語譯問：「黃汗這種病，身體浮腫，發燒出汗而口渴，病狀像風水，汗液染著衣，顏色正黃像黃柏汁，脈現沉象，這個病是怎麼得的？」老師說：「因為正在出汗的時候，便進入水中洗澡，水從汗孔滲入皮膚而得了這個病，應該用黃耆芍藥桂枝苦酒湯主治。」本病主要以汗出沾衣，色如黃柏汁，故名。臨床所見發熱口渴，胸部滿悶，四肢頭面浮腫，小便不利，脈沉遲等。病因是由於風、水、濕、熱交蒸所致。濕熱傷及血分時，又可併發瘡瘍。本方在《備急千金要方》及《中藥大辭典》等醫籍中，均有收載。

五、癭病（甲狀腺腫大等）

癭病，又名大脖子，同時也包括癭囊、癭瘤、癭氣。《說文》：「癭，頸瘤也。」發病與水土因素有關，或憂思鬱怒，肝鬱不舒，脾失健運而致氣滯痰凝於頸部而成。頸部腫塊色紅而高突，或蒂小而下垂，有如櫻桃之形狀。一般增長緩慢，大小程度不一，大者可如囊如袋，也有觸之質地較硬或可捫及結節者。癭病中的癭氣，癭塊雖小，但常伴有低熱、汗多、心悸、多食易饑、眼突、手顫等症。本病多見於女性，以離海較遠的山區發病較多。

西醫的單純性甲狀腺腫大、甲狀腺機能亢進、甲狀腺腫瘤，以及慢性甲狀腺炎等疾病，與本病的臨床表現相類似。

（1）昆布酢漬方

【來源】唐·孫思邈《千金翼方·卷二十方》。

【處方】昆布60克，酢（醋）適量。

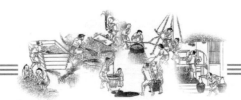

【用法】上 1 味，切如指大，酢（醋）漬，含咽汁盡，癒。

【功能】軟堅化結，散瘀消癭。治療五癭，及癭氣結核，瘰癧腫硬。

【附注】五癭，五種癭病的合稱。即石癭、泥癭、勞癭、憂癭、氣癭。本方在《千金寶要》、《太平聖惠方》及《中藥大辭典》中，均有收載。明·李時珍在《本草綱目·草部第十九卷》曰：「項下五癭，以昆布一兩，洗去鹹，曬乾為末，每以一錢綿裹，好醋中浸過，含之咽津，味盡再易之。」

（2）五倍子膏

【來源】清·趙學敏《串雅內編》。

【處方】五倍子 30 克，好米醋適量。

【用法】將整五倍子入砂鍋內炒黃，為細末，好米醋調膏，淨器收貯。攤敷患處，易六七次即癒，不論新久俱驗（五倍子主要成分為鞣酸，酸平無毒，有降火化痰之功，研末醋調，有散結消核之功），7 次為 1 個療程。

【功能】化痰消核，行瘀散結。主治痰核。

【附注】痰核，指皮下腫起如核的結塊。廣西浦北縣第三醫院覃秋用本方臨床驗證 23 例，均為女性，年齡在 25 ～ 45 歲之間，甲狀腺腫約有雞蛋大，病程最短 15 日，最長 3 年以上。病程在 15 日至 1 年以內者 13 例，經 3 個療程的治療腫塊消失；病程在 1 年以上者 7 例，治療 5 ～ 10 個療程腫塊消失，3 例無效。

（3）海藻麥醋方

【來源】南北朝·陳延之撰《小品方》。

【處方】小麥麵 500 克，海藻 500 克，三年醋一升。

【用法】上兩味，以三年醋一升溲麵末，曝乾，往反醋盡，合搗

為散。酒服方寸匕（1克左右），日3次，忌用力。

【功能】益氣養陰，軟堅化結。治療石癭、氣癭、癭勞、土癭、憂癭等。

【附注】本方唐·孫思邈《備急千金要方·卷二十四方》與《千金翼方》、明·李時珍《本草綱目·穀部第二十二卷》中，均有記載。

（4）二海丸

【來源】明·王肯堂（西念居士）《證治準繩·瘍醫卷五》。

【處方】海藻、昆布（各用酒洗曬乾）各等份，油、醋各適量。

【用法】將2味研為細末，煉蜜為丸，如杏子大，稍稍嚥汁。另用海藻洗淨，切碎，油醋煮熟，作菜常食。

【功能】軟堅化結，散瘀消癭。主治氣癭（單純性甲狀腺腫大）。

（5）海藻昆布醋飲方

【來源】出自《民間驗方》。

【處方】橘紅、昆布、海藻各15克，水牛角30克，瓜蔞殼20克，醋適量。

【用法】將上藥前4味共研細末，用醋或醋湯沖服。每日3次，每取6克，上方係成人1療程用量。

【功能】健脾化濕，軟堅化結。治療單純性甲狀腺腫。

【附注】四川省綿陽市102信箱員工醫院楊忠英介紹，本方治療單純性甲狀腺腫大有特效。經用本方治療70例，有效率為95％，15天為1療程，一般服7～10個療程可癒，服藥期間忌惱怒和房勞。

（6）治癭瘤方

【來源】宋·錢竽撰《海上仙方》。託名唐·孫思邈撰。

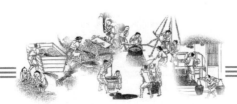

【處方】海螺1個,鬼臼(切片,薑汁浸)、海藻、昆布、海帶(俱用熱水洗淨)、海粉(水飛過)、海螵蛸各60克,甘草30克,醋適量。

【用法】將海螺火燒醋炙(如頸下搖者用長螺,頸下不搖者用圓螺),與餘藥共研為極細末,煉蜜丸如梧子大。每晚臨睡前,口中噙化一丸。

【功能】清熱解毒,軟堅化結。治癭瘤。

(7)二白散

【來源】清·祁坤《外科大成》。

【處方】南星、貝母各等份,醋適量。

【用法】上藥為末,用雞蛋清和醋調敷。

【功能】燥濕化痰,消腫散結。主治痰核癭瘤。

【附注】本方中南星有毒,切忌內服,皮膚潰破處慎用。

(8)天南星膏

【來源】北宋·趙佶敕撰《聖濟總錄》。

【處方】生天南星(洗、切。如無生者,以乾者為末)1枚,醋適量。

【用法】取生天南星,滴醋研細為膏,將小針刺病處,令透氣,將膏攤貼紙上如瘤大貼之,覺癢即易,3～5天換一次。

【功能】燥濕化痰,消腫散結。主治頭面及皮膚生瘤,大者如拳,小者如粟,或軟或硬,不痛不癢,不可輒用針灸。

【附注】本方在南宋·嚴用和《嚴氏濟生方》、明·李時珍《本草綱目·草部第十七卷》中,均有收載。另:方中生天南星有大毒,切忌內服,皮膚潰破處慎用,非醫者不可妄投。

醋療驗方：中國歷代日常生活常見病療法

六、積聚

積聚以腹內結塊，或脹或痛為主要臨床特徵的一類病症。多因正氣虧虛，臟腑失和，氣滯、血瘀、痰濁蘊結腹內所致。中醫文獻中的癥瘕、痃癖以及伏梁、肥氣、息賁等疾病，皆屬積聚的範疇。根據積聚以腹內結塊，或脹或痛的臨床表現，主要包括西醫的腹部腫瘤、肝脾腫大以及增生型腸結核、胃腸功能紊亂與不完全性腸梗塞等疾病所出現類似積聚的症候。

（1）大黃醋煎丸

【來源】明·朝鮮金禮蒙、柳誠源等奉敕編集《醫方類聚·卷一一三方》引《煙霞聖效方》。

【處方】大黃（末，極細者）120克，釀醋1000CC。

【用法】上藥同煎，熬至如稀麵糊相似，和成劑，放在瓷器內。如遇用藥，秤60克，分10小塊，每塊6克，男子溫嚼送下，婦人墨醋汁送下。待2～3個時辰（即4～6小時），積物下為效，後服白米粥補之。

【功效】軟堅消痞，逐瘀通便。治療遠年近日積病。

【附注】積病，病症名。指胸腹內積塊堅硬不移，痛有定處的一類病患。

（2）山蒜苦醋方

【來源】北宋·蘇頌奉勅撰《本草圖經》。

【處方】山蒜、苦醋各適量。

【用法】山蒜，用苦醋磨汁，服之多效。

【功能】溫中去積，散瘀止痛。主治積塊，及婦人血瘕。

【附注】本方明·李時珍《本草綱目·菜部第二十六卷》亦有收載。其曰：「治積塊及婦人血瘕，用苦醋磨山蒜服。」

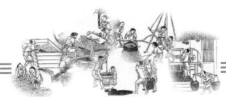

（3）瓦壟子丸

【來源】明・萬表（民望）《萬氏家抄方》。

【處方】瓦壟子、醋各適量。

【用法】瓦壟子，用火燒，以醋淬三度，埋令壞，醋膏丸。

【功能】軟堅化積，散瘀消痰。治一切氣血癥瘕，次能消痰。

【附注】本方明・李時珍《本草綱目・介部第四十六卷》及《中藥大辭典》中，均有收載。五代《日華子諸家本草》曰：「魁蛤殼（瓦壟子），取陳久者炭火煅赤，米醋淬三度，出火毒，研粉，醋丸服，治一切血氣、冷氣、癥癖，消血塊，化痰積。」

（4）白芥子醋敷方

【來源】清・方肇權（秉鈞）《方氏脈症正宗》。

【處方】白芥子末、神曲、醋各適量。

【用法】外用：白芥子末，用醋調為糊狀，敷於患處；內用：白芥子末，神曲打糊為丸，梧桐子大。每服9克，清晨參棗湯下。

【功能】除風祛濕，利氣豁痰。治療風濕涎痰，結成痞塊。

【附注】痞塊，指腹腔內的腫塊。《雜病廣要・積聚》中云：「大抵積塊者，皆因一物為之根，而血涎裹之，乃成形如杯如盤，按之堅硬也。食積敗血，脾胃有之，痰涎之積，左右皆有之。」

（5）醋鱉丸

【來源】明・李梴（健齋）《醫學入門・卷七方》。

【處方】鱉甲、訶子皮、乾薑各等份。

【用法】為末，醋糊丸，梧子大，每次30丸，空腹白湯下。

【功能】養陰清熱，軟堅化結。治療癥瘕積聚。

【附注】癥瘕和積聚，都是腹內積塊、或脹或痛的一種病症。癥和積是有形的，而且固定不移，痛有定處，病在臟，屬血分；瘕和聚

是無形的，聚散無常，痛無定處，病在腑，屬氣分。積聚中焦病變為多，癥瘕下焦病變及婦科疾患為多，因而有不同的名稱。癥瘕積聚的發生，多因情志抑鬱，飲食內傷等，致使肝脾受傷，臟腑失和，氣機阻滯，日久漸積而成。而正氣不足，更是其發生的主要原因。

（6）三稜丸

【來源】北宋·王衮《博濟方·卷二》。

【處方】荊三稜90克，枳殼（去瓤，麩微炒）30克，木香30克，青皮30克，檳榔30克，官桂（去皮）30克，甘草（炮）60克，好醋600CC。

【用法】將荊三稜擘破，以好醋用大小火煮，令盡為度，勿放鐵器中，同餘藥杵為末。每服3克，用水150CC，煎至100CC，去滓溫服。如患在隔上，即食後服之。

【功能】活血破瘀，行氣化積。主治積聚氣塊，或心腹滿悶噎塞者。

【附注】本方方名，根據其劑型，應稱作「三稜散或湯」為妥。

（7）保安丸

【來源】金·劉完素（守真）《黃帝素問宣明論方·卷七方》。

【處方】川大黃（新水浸一宿，蒸熟，切片，焙）90克，乾薑（炮）30克，大附子（去皮、臍）15克，鱉甲（用好醋300CC炙令乾）45克，三年好醋800CC。

【用法】前4味，共為末，取三年好醋800CC，先煎400CC，然後和藥，丸如梧桐子大。每服10～20丸，空腹時用醋、酒或米飲送下。取積如魚腸膿血，爛肉青泥而下。

【功能】軟堅化積，逐瘀通便。主治癥瘕積聚。心腹內結如拳，漸上不止，搶心疼痛，及繞臍腹痛不可忍者。

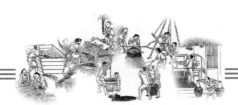

（8）三稜煎

【來源】清·沈金鰲（尊生老人）《雜病源流犀燭·六淫門·卷十四方》。

【處方】三稜、莪朮各 60 克，青皮、半夏、麥芽各 30 克，醋 6000CC。

【用法】上 5 味，與醋同煮，焙乾為末，醋糊為丸，每服 15 丸，生薑煎湯送下。

【功能】行氣逐瘀，破癥除積。治療氣滯血積，癥瘕痞塊。

（9）肥氣丸

【來源】南宋·陳言（無擇）《三因極一病症方論·卷七方》。

【處方】青皮（炒）60 克，當歸鬚 45 克，蒼朮 45 克，蛇含石（煅、醋淬）23 克，蓬莪朮、三稜（切）、鐵孕粉各 90 克，好米醋 3000CC。

【用法】先將蓬莪朮、三稜（切）、鐵孕粉同入好米醋煮 1 小時，取出曬乾，與餘藥共為細末，醋煮米糊為丸，如綠豆大。每服 40 丸，當歸浸酒送下（當歸酒可用當歸 50 克，高粱酒 500 克，黃酒 500 克浸泡而得）。

【功能】行氣破血，滌痰除積。治療肝積，在左脇下，狀如覆杯，久久不癒，咳而嘔逆，久瘧不已，脈弦細者。

【附注】肥氣，古病名。五積病之一，屬肝之積《難經·五十四難》：「左脇下有腫塊突起，狀如覆杯，久則咳嗽嘔逆，脈弦細。」本病多由肝氣鬱結，瘀血停滯所致。類似於脾臟腫大等疾病。

（10）仙方香棱丸（又名：香殼丸）

【來源】南宋·嚴用和（子禮）《濟生方》。

【處方】木香、丁香各 15 克，京三稜（細銼，浸一宿）、枳殼（去

瓢，麩炒）、青皮（去白）、川楝子（銼，炒）、茴香（炒）、蓬朮（細銼，用去殼巴豆 30 粒同炒，巴豆黃色時，去巴豆）各 30 克，醋適量。

【用法】將上藥共研細末，醋煮麵糊為丸，如梧桐子大，以朱砂研極細為衣。每服 20 丸，炒生薑鹽湯下，溫酒亦得，不拘時候。

【功能】逐痰行水，軟堅化積。主治積聚，癥塊，痰癖。

【附注】痰癖，指水飲釀痰，流聚胸脇之間而成的癖病。方中京三稜、枳殼、青皮、川楝子、茴香原無分量，現根據元·羅天益《衛生寶鑒·卷十四方》中補。另，本方中巴豆有毒，服用時用量不宜過大，應慎之。

第八節 經絡肢體病症

經絡肢體病症，按照傳統中醫的規律，主要包括痹證、頭痛、腳氣、皮痹等疾病。由於歷代醫家早已認識到醋對痹證的「特殊」功效。因此，本節經絡肢體病症有關「痹證」，則要按「風寒濕痹」、「曆節」、「骨痹」等八個部分，分門別類進行詳述。

一、風寒濕痹（風濕性關節炎）

風寒濕痹，是指風寒濕三氣雜至，乘虛侵入人體，引起氣血運行不暢，經絡阻滯，或痰濁瘀血，阻於經隧，皆可以發病。大量文獻與臨床研究資料表顯示，本病的發生，與體質的盛衰以及氣候條件、生活環境都有著密切的關係。本病類似於現代醫學的風濕性關節炎。

（1）老陳醋熱洗方

【來源】出自《民間驗方》。

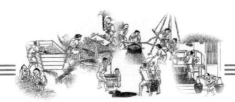

【處方】山西老陳醋 150 克

【用法】將老陳醋置鐵勺內,用麻秸火煎沸,趁熱洗患處,每日1 次,連洗 5 ～ 7 天。

【功能】溫經散寒,化瘀止痛。治療由風、寒、濕邪引起的各種關節疼痛、肩周炎等。

【附注】山西省沁縣中醫院王燕臣介紹:本治療方法在農村廣為流傳,確實具有省錢、方便、有效的特點。經本人臨床觀察,療效可靠。運用本法切需注意局部保暖,嚴避風寒。

（2）醋薰方

【來源】出自《民間驗方》。

【處方】老陳醋 300CC,新磚數塊。

【用法】取磚放在爐內燒紅,取出放在醋內浸淬,趁熱放在關節下薰蒸（在薰蒸前先用紗布一塊放入醋內浸泡,然後包在關節處）,為防止散熱過快,薰蒸時可用被子包住,並根據磚的熱度下降而逐漸向磚處貼近,以保持一定熱度為好,磚涼即停止,隔日 1 次。

【功能】溫經散寒,散瘀消腫。治療四肢關節疼痛。

【附注】據《江蘇中醫》、《食物療法精粹》兩刊物分別介紹,用此方曾治癒多年關節炎。有的關節腫痛不能行走,僅用醋薰療法 3次,自覺症狀消失。某木工兩肩關節痠痛,肱二頭肌收縮無力,用上法醋薰 1 次而癒。

（3）麩皮食醋蒸熨法

【來源】唐·陳藏器《本草拾遺》。

【處方】麩皮 1000 克,食醋 1000 克。

【用法】先將麩皮下鍋,小火慢炒,漸熱,漸漸入醋,邊炒邊加醋,炒至醋盡,取出,俟溫熱得所,蒸熨患處。

【功能】祛風燥濕，散寒止痛。主治手足風濕痹痛，寒濕腳氣，互易（交替蒸熨）至汗出，並良。

【附注】山西省寧武縣中醫院李藩稱，該用此方治療頸、腰等部位骨質增生及坐骨神經痛，療效尚好。本方明‧李時珍《本草綱目‧穀部第二十二卷》中，亦有收載。

（4）岩馬桑食醋方

【來源】出自《民間驗方》。

【處方】岩馬桑 300 克，食醋 500CC。

【用法】先將岩馬桑用水適量煎沸 10 分鐘，然後再加入食醋，薰患處，每日 1 次。

【功能】祛風除濕，散瘀止痛。治療風濕性關節炎。

【附注】貴州省黔南州民族醫藥研究所提供資料顯示，用此方治療風濕性關節炎 100 例，均有效，特別對急性風濕性關節炎，其效更佳，有效率達 95％以上。

（5）外應膏

【來源】清‧趙學敏《串雅內編》。

【處方】川烏 300 克，陳醋 2000CC。另加：升麻、皮硝、生薑各 6 克，以備清洗患處。

【用法】川烏，研為末，以來年陳醋同入砂鍋內，慢火熬成醬色，淨器收貯。使用時，先用升麻、皮硝、生薑煎湯溫洗患處，然後挑取上述藥醋膏，敷貼患處。如病一年者，敷後一日必癢，癢時令人用手輕拍，以不癢為度。每隔 3 ～ 5 日換藥一次，以癒為度。

【功能】溫經散寒，化瘀通痹。治療筋骨疼痛，手足拘攣等症。

【附注】方中川烏有大毒，僅供外用，切忌入口，皮膚破損處禁

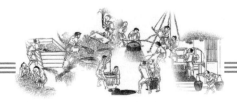

用。非醫者不可妄投。

（6）雙烏醋敷方

【**來源**】出自《民間驗方》。

【**處方**】川烏頭、草烏頭各 30 克，當歸、紅花、川芎、牛膝各 15 克，陳醋適量。

【**用法**】前 6 味藥，共研末，加陳醋拌潮濕，裝入布袋內，放於患處，再用熱水袋置於藥袋上，熱敷半小時。每日 1 ～ 2 次，7 天為 1 療程。

【**功能**】溫經散寒，活血通經。治療因寒濕而引起的關節炎。

【**附注**】甘肅省平涼市中醫院陳澤華用本方曾治療風濕性關節炎 24 例，痊癒 20 例，好轉 3 例，無效 1 例，總有效率為 95.7％。另：本方中川烏頭、草烏頭有大毒，皮膚破損處禁用，更忌入口。非醫者不可妄投。

二、曆節（類風濕性關節炎）

曆節，亦名痛風、白虎風等。《金匱要略》中所指的曆節，主要以關節疼痛，腫大變形，以致僵硬不得屈伸為其臨床特點。因其疼痛循曆周身百節，故名。中醫所描述的「曆節」，相當於現代醫學中的類風濕性關節炎。

（1）治白虎風毒方

【**來源**】唐·王燾撰《外台祕要》。

【**處方**】三年釀醋 5000CC，蔥白 3000 克。

【**用法**】三年釀醋，入鍋內煎五沸，再切蔥白，入煎一沸濾出，以布染趁熱裹之，痛止乃已。

【**功能**】通陽除濕，發散風毒。治療白虎風毒。

【附注】白虎風毒，古病名，又稱「白虎曆節」，是以關節紅腫，劇烈疼痛，不能屈伸為特點。據《聖濟總錄》云：「白虎風之狀，或在骨節，或在四肢，其肉色不變，畫靜而夜發，發則痛徹骨髓，或妄言妄有所見者是也。蓋由風寒暑濕之毒，乘虛而感，播在經脈，留於血氣，搐聚不散。入夜因陽氣虛弱，陰氣隆盛，則痛如虎齧，故虎名也。」本方明‧李時珍《本草綱目‧穀部第二十五卷》亦有收載。

（2）痛風散

【來源】出自《民間驗方》。

【處方】大黃、栀子各等份，食醋適量。

【用法】前兩味，共研細末，過篩備用。使用時，視關節紅腫熱痛範圍大小，取藥末適量，用食醋調為糊狀，敷於紅腫熱痛處。藥厚0.2～0.3公分，用繃帶包紮，每日換藥1次，內服四妙丸加味（附四妙丸：蒼朮、黃柏、牛膝、苡仁）。

【功能】清熱解毒，活血消腫。治療急性痛風性關節炎（屬濕熱型者）。

【附注】雲南某醫院王紀雲用本方臨床驗證42例，痊癒（症狀全部消失，關節活動自如，尿酸降至正常）24例，佔57.1％；顯效（臨床症狀好轉，關節活動靈活，尿酸較前降低10％以上）16例，佔38.1％；無效（症狀緩解不明顯，尿酸與治療前無明顯變化）2例，佔4.8％，總有效率為95.2％。

（3）炭灰熱醋熨痹方

【來源】明‧李時珍（東壁）《本草綱目‧火部第六卷》。

【處方】炭灰5000克，蚯蚓屎1000克，紅花七撚（一撚，是兩個指頭捏到的分量），醋適量。

【用法】前3味，和熬，以醋拌之，用故（舊）布包兩包，更互

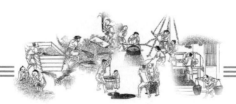

熨痛處，取效。

【**功能**】祛風散寒，活血止痛。主治白虎風痛，症見骨節像被什麼東西咬碎似的，百節如齧，疼痛難忍，日夜走注，遊走不定。

（4）黑神丸

【**來源**】北宋・趙佶敕撰《聖濟總錄・卷十方》。

【**處方**】草烏頭（炒令黑存性）90克，地龍（去土，瓦上焙過）30克，五靈脂15克，麝香（研）7.5克，醋適量。

【**用法**】前3味，共研細末，再入麝香和勻，醋煮麵糊丸，如綠豆大。每服10丸，用溫酒送下。

【**功能**】溫經散寒，祛風通絡。主治曆節風，肢體疼痛。

【**附注**】本方中草烏頭有大毒，內服宜慎，切不可過量。非醫者不可妄投。

（5）防己湯

【**來源**】唐・孫思邈《備急千金要方・卷第八》。

【**處方**】防己、茯苓、白朮、桂心、生薑各四兩，烏頭7枚（去皮，熬令黑），人參二兩，甘草三兩，苦酒一升。

【**處方**】上八味，㕮咀，以苦酒一升，水一斗，煮取一升半。一服八合，日三夜一。當覺焦熱，痹忽忽然（神志微覺昏沉），慎勿怪也。若不覺，復合服（再服），以覺乃止。凡用烏頭皆去皮，熬令黑乃堪用，不然，至毒人，宜慎之。

【**功能**】益氣健脾，溫經散寒，祛風除濕，化瘀定痛。主治曆節風，四肢疼痛如槌煅，不可忍者。

【**附注**】㕮咀，咬嚼之意。古代把藥物咬成粗粒入煎劑，後世雖改用刀切碎，仍統稱㕮咀。另，方中烏頭有大毒，原方云：「凡用烏頭皆去皮，熬令黑乃堪用，不然至毒，人宜慎之。」臨床應用時，須

醋療驗方：中國歷代日常生活常見病療法

嚴格掌握用量和藥後反應，以防中毒。非醫者切勿妄投。

（6）野葛膏

【來源】清・陸畫邨輯《經驗良方》。

【處方】野葛根、蛇含草、桔梗、茵芋、防風、川芎、川椒、羌活、川大黃、細辛、當歸各60克，川烏頭、升麻、附子各30克，巴豆30枚，生薑汁、大蒜汁、食醋各500CC。

【用法】上藥除生薑汁、大蒜汁、食醋外，共研細末，過100目篩。將生薑汁、大蒜汁、食醋混勻後濃煎600～700CC，離火加以上藥末，調成糊狀，貯存備用。每取藥糊適量，置於夾棉消毒紗布上，厚約0.5公分，敷於患處，膠布固定。每日換藥1次，30日為1療程。

【功能】祛風勝濕，通絡止痛。治療因寒邪風濕所致的類風濕性關節炎。

【附注】劉士敬醫師用本方臨床驗證32例，近期治癒8例，佔25.0％；顯效19例，佔59.4％；有效5例，佔15.6％，總有效率為100%。本方中川烏頭、巴豆有大毒，皮膚破損處忌用，更忌入口。非醫者切勿妄投。

三、頸項強痛（頸椎病）

頸椎病，應屬於傳統醫學的「頸項強痛」範疇。頸項強痛，是指頸項肌肉筋脈牽強引痛，常可與項強、項痛、項腫並見。本病多因風寒濕邪侵襲太陽經脈，或感受暑溫，或津血耗傷，筋脈失養，氣血凝滯經絡所致。在臨床中，頸椎病又以現代醫學中所稱之頸椎骨質增生，最為多見。

（1）紅外線醋敷方

【來源】出自《民間驗方》。

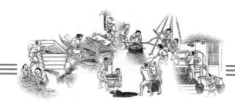

【處方】醋適量。

【用法】將紗布在醋中浸濕，以不下滴為度，敷於患處，用紅外線照射30～40分鐘。治療時紗布乾後，可再加溫熱醋續之。1日1次，15日為1療程。

【功能】軟堅化結，散瘀止痛。治療因骨質增生而引起的頸椎病。

【附注】江西中醫學院唐瓊用本法臨床驗證86例，痊癒（症狀完全消失，能正常工作和生活，X光片和CT複查無明顯變異，椎動脈型腦血流圖明顯改善或恢復正常）58例，顯效（症狀基本消失，能參加正常工作）20例，有效（大部分症狀明顯好轉，勞累後偶有不適，稍事休息和活動後即可改善）7例，無效（症狀、體徵無改善或加重）1例，總有效率為98.8％。

（2）淫羊藿陳醋方

【來源】出自《民間驗方》。

【處方】淫羊藿、川芎各500克，陳醋70～80CC。

【用法】將前兩味藥加水5000CC，煎至1000CC，過濾後濃縮至500CC，貯存備用。每取藥液20～30CC，加陳醋70～80CC攪勻，根據病變部位選擇適應的電極及襯墊，浸入中藥陳醋液中，撈出後置於病變部位，接通電源。每日1次，每次20分鐘。10～20次為1療程，每個療程可間隔7日，再做2～3個療程。

【功能】溫陽補腎，活血通經。主治頸椎、腰椎、膝關節骨質增生及跟骨骨刺。

【附注】河南平樂縣正骨醫院馬建國曾用本法臨床驗證1025例，顯效523例，有效483例，無效19例，總有效率達98.1％。

（3）黃龍醋糊

【來源】出自《民間驗方》。

【處方】雄黃、地龍各等份，山西老陳醋適量。

【用法】將前兩味共研細末，裝瓶備用。使用時，每取藥末適量，調成糊狀，均勻地塗敷於增生之頸椎上，外用塑膠薄膜覆蓋，膠布固定。每日換藥 1 次，10 次為 1 療程。

【功能】解痙通絡，散瘀止痛。治療頸椎骨質增生所引起的頭痛、頭暈。

【附注】本方經西安醫科大學二附院王知俠用本法臨床驗證 35 例，用藥 1 ～ 2 個療程，停藥後隨訪 6 ～ 12 個月，治癒 12 例，好轉 16 例，無效 7 例，總有效率為 80%。

（4）羌葛止痛散

【來源】出自《民間驗方》。

【處方】羌活 45 克，葛根 45 克，川芎 45 克，蔓荊子 30 克，鹿角霜 25 克，細辛 25 克，桂枝 25 克，白芷 25 克，秦艽 25 克，柴胡 20 克，透骨草 10 克，防風 20 克，全蠍 20 克，良薑 20 克，食醋適量。

【用法】上藥除食醋外，共研細末，貯瓶備用。每取藥末 2 ～ 4 克，用食醋調成糊狀，攤於紗布上，貼敷於大椎穴（在第七頸椎，與第一胸椎棘突間正中處），用風濕止痛膏固定。每次貼 24 小時，隔日 1 次，8 次為 1 療程，間隔 10 日後，再行第 2 療程。

【功能】祛風除濕，散瘀通絡。治療頸椎骨質增生。

【附注】華北石油管理局第二綜合員工醫院陳龍用本方臨床驗證 80 例，治癒 49 例，好轉 27 例，無效 4 例，總有效率達 95.0%。

（5）急性子鐵屑醋敷方

【來源】出自《民間驗方》。

【處方】急性子 100 克，草烏 60 克，白芷 50 克，鐵屑粉、陳醋各適量。

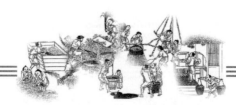

【用法】將前 3 味藥物研成細粉，用陳醋調成糊狀，敷於患處。再把鐵屑粉薄而均勻地鋪一層在上面（鐵屑粉係砂輪打磨鐵時落下的粉狀物）。包敷時請注意勿與皮膚接觸，然後用紗布包紮固定。每次包 3 日，隔 2 日再換藥 1 次。

【功能】溫經通脈，軟堅化結，散瘀止痛。治療各類骨質增生。

【附注】雲南省林業員工醫院燕山高用本法治療頸椎、腰椎骨質增生患者多人，效果可靠。注意：本方中草烏、急性子有毒，皮膚破損者忌用，嚴禁入口。非醫者不可妄投。

（6）中藥醋離子導入法

【來源】出自《民間驗方》。

【處方】透骨草 20 克，川芎 20 克，當歸 15 克，黃耆 15 克，雞血藤 15 克，乳香 10 克，沒藥 10 克，獨活 10 克，羌活 10 克，川烏 10 克，草烏 10 克，馬錢子 10 克，烏梢蛇 10 克，山西老陳醋 400CC。

【用法】將上藥以 1000CC 蒸餾水，加入山西老陳醋 200CC 浸泡 1 小時，用溫水煎至 500CC，2 次煎液混合，裝入瓶中存於冰箱備用。治療時用紙上電泳對導入藥物極性測定，確定藥物導入極性為正電離子，負極用生理鹽水。選用藥導按摩治療機，治療前將 6 公分 ×8 公分的 6 層紗布在中藥液中浸泡後，加溫至 30 ～ 45℃，正極放在患側增生部位，負極放在相應壓痛部位。治療時開啟開關，導入電流強度 2 ～ 3 毫安培 / 平方公分，按摩電流調至 3 ～ 4 毫安培 / 平方公分，每次 20 分鐘，每日 1 次，12 ～ 15 次為 1 療程。

【功能】祛風除濕，益氣活血，通絡止痛。治療頸椎、腰椎骨質增生。

【說明】中藥醋離子導入能使藥物滲透於該病變部位，形成強大離子堆磁場，可促進骨刺軟化、萎縮，減少神經根刺激；滋補肝腎不足，使失於濡養的筋脈得到明顯改善，從而能解除痹痛。

【附注】河北黃驊市醫院楊全勝用本法臨床驗證 186 例，治癒 160 例（86.0％），有效 21 例（11.3％），無效 5 例（2.7％），總有效率達 97.3％。本方中川烏、草烏、馬錢子有劇毒，使用時宜慎，皮膚破損者忌用，嚴禁入口。非醫者不可妄投。

四、足底痛（跟骨骨刺、蹠痛）

足底痛，亦名足跟骨刺，它的形成與足跟長時間的負重和磨損有關。當足跟關節出現磨損、破壞後，由於不斷的硬化與增生，從而形成足跟骨刺。足跟骨刺的症狀表現，與骨刺的大小、病發時間的長短有關。西醫一般主張手術切除，中醫則採用「藥醋」外治，其療效尤為顯著。

（1）醋浸蹬足法

【來源】出自《民間驗方》。

【處方】山西老陳醋 1500CC。

【用法】①醋浸法：將山西老陳醋全部放在盆裡，疼痛足放在醋中浸泡，每日 3 次，每次 1 小時，10 日為 1 療程。醋不需加，下一療程換新醋。②蹬足法：醋浸泡後及起床時站立位脫去鞋襪，足跟部對準地面平面處，由輕到重，蹬足 50 ～ 100 次，每日 4 ～ 5 次，10 次為 1 療程。

【功能】軟堅化結，散瘀止痛。治療足跟骨刺。

【方解】醋具有軟堅散結、化骨消刺、消腫止痛的功能。醋浸泡使骨刺軟化，失去刺激足底軟組織的作用，達到止痛的目的。蹬足法主要是消除鳥嘴骨刺的尖頭，使尖頭磨損變鈍，不能刺激足底肌肉，以達到止痛祛病的作用。

【附注】本法經廣西博白縣醫院陳澤林臨床驗證 50 例，顯效 42 例（84.0％），好轉 7 例（14.0％），無效 1 例（2.0％），總有效率

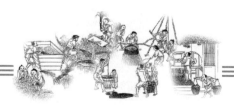

為 98.％。

（2）靈仙醋方

【**來源**】出自《民間驗方》。

【**處方**】威靈仙 150 克，醋 500CC。

【**用法**】將威靈仙碎為粗末，入醋共煎煮，沸後盛於小盆內，以布蓋腳薰至不燙時，再浸泡腳，拭乾後用拇指按摩患部 1 分鐘。每日數次，1 週為 1 療程。

【**功能**】軟堅化結，散瘀止痛。治療足跟部骨質增生。

【**附注**】①本方在《實用中醫內科學》中亦有記載，即：陳醋 500CC，威靈仙 30 克，浸兩週後過濾，做直流電透入。治療痺證，療效顯著。②據《實用中醫內科學》史氏報導，北京部隊總院理療科用陳醋（或陳醋靈仙液）直流電導入法治療跟骨骨刺、骨關節炎、大骨節病 450 例，有效率達 93.11％。③南京中醫藥大學孟景春用本法臨床驗證 89 例，病因有骨刺、外傷、勞累等。結果：痊癒 76 例（85.4％），好轉 11 例（12.4％），無效 2 例（2.2％），總有效率為 97.8％。

（3）皂刺薰洗方

【**來源**】出自《民間驗方》。

【**處方**】皂角刺 80 克，陳醋 1000CC。

【**用法**】將皂角刺用陳醋煎沸，薰洗患足跟部，待藥液變溫，再泡足 20 分鐘，每日薰洗 2 次，每劑可用 4 次，15 日為 1 療程。

【**功能**】破血散結，消腫止痛。治療跟骨骨刺。

【**附注**】山東東營市中醫院梁方增臨床驗證 87 例，治癒 64 例，有效 14 例，無效 9 例，總有效率為 89.7％。

（4）臭椿樹葉酸醋方

【來源】出自《民間驗方》。

【處方】鮮臭椿樹葉 250 克（或乾品 100 克），酸醋 150CC。

【用法】將臭椿樹葉加水 500CC，煎沸後去渣取汁，加酸醋趁熱薰洗患足，每天 1～2 次，10 天為 1 療程。

【功能】軟堅化結，散瘀止痛。治療跟骨骨刺，足跟疼痛。

【附注】本方來源於民間，具有消炎、軟化、消腫、止痛之功效。據 1975 第 5 期《新中醫》中報導：用本方治療 23 例，其中 11 例跟骨骨刺增生，12 例跟骨骨囊炎，均獲顯效。

（5）二白醋薰方

【來源】出自《民間驗方》。

【處方】白芷、白朮、防風各 10 克，山西老陳醋 100CC。

【用法】將前 3 味藥研為粗末，取棉布一塊包起，放清水內浸 10 分鐘，另取磚頭一塊，在平面上拓出一凹窩，放爐火中燒紅，離火源後向磚內的凹窩將食醋 100CC 倒入，再把藥袋放在醋磚上，隨即將患足底部踏在藥袋上約 20 分鐘即可。每日 1 劑，連用 3～5 劑疼痛即消。

【功能】疏風除濕，化瘀散結。治療跟骨骨刺或足跟底軟組織墊傷。

【方解】本方白芷祛風燥濕、消腫止痛，白朮有燥濕利水之功，防風則祛風止痛。更加山西老陳醋的醋離子有較強的滲透作用，熱磚能加快醋離子隨同中藥的作用，很快滲透到病變組織中，達到活血化瘀、祛風止痛而達治療之目的。

【附注】本方為邢春先個人經驗方。主要治療軟組織墊傷、跟骨骨刺。臨床以行走困難，足跟底不能著地為主症。據《新中醫》第 2 期（1990）報導，用此法治療跟骨骨刺，足跟疼痛患者 30 例，病情長則半年，短則一週，用藥最多 4 劑，少者 2 劑，均在短期內臨床症狀

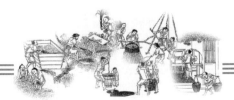

消失而獲痊癒。

（6）骨刺浸泡方

【來源】出自《民間驗方》。

【處方】威靈仙30克，蘇木屑30克，香樟木30克，藏紅花10克，米醋500克。

【用法】先將上藥加水浸泡，再煎水取汁，稍濃縮，然後加入米醋拌勻，盛於盆內備用。使用時將藥溫熱，浸洗患處。每日1～2次，每次30～40分鐘，15日見效。

【功能】疏風除濕，化瘀散結。主治骨質增生，以跟骨骨刺最宜。

【附注】本方係上海中醫學院附屬曙光醫院沈楚翹醫師自擬經驗方，臨床運用多年，療效頗好。方中以蘇木、紅花活血化瘀；香樟木芳香滲透；威靈仙引藥入骨；佐以米醋酸收軟堅，配伍外洗而奏效。驗案舉例：張○○，女，58歲。左足跟疼痛，行走尤甚，已4個月。X光片顯示：左跟骨骨刺。用上法浸泡患足，每日2次，3週後疼痛明顯減輕，至今10年餘未見復發。

五、骨痹（腰、腿部骨質增生）

骨痹，是指風寒濕邪內搏於骨而致的痹證。《素問·長刺節論》曰：「病在骨，骨重不可舉，骨髓痠痛，寒氣至，名曰骨痹。」本病相類於西醫的骨質增生。西醫認為：骨質增生受損關節主要以負重的膝、脊柱為常見，X光檢查關節周圍骨質有鈣質沉積，關節邊緣不光滑，以疼痛無力為主症。因此，凡以「骨痹」（主要包括腰、腿部骨質增生、肥大性脊椎炎等）為主的病症，均在本治療範圍之列。

（1）川芎陳醋膏方

【來源】出自《民間驗方》。

【處方】川芎6～9克，山西老陳醋適量，凡士林少許。

【用法】將川芎研為細末，加山西老陳醋調成糊狀，然後混少許凡士林調勻。隨即取配好的藥膏敷於患者骨質增生部位，外貼塑膠薄膜，用紗布包紮，用寬膠布將紗布四周固封。每2日換藥1次，10日為1個療程。

治療中囑患者不要過早揭去貼敷物，除個別有刺癢，或起密集丘疹可揭去敷藥外，其他敷1次時間至少應保持1天不掉落，否則會影響療效。此外，在每次敷藥前如能配合按摩治療，療效更佳。

【功能】活血化瘀，散結止痛。主治骨質增生。

【附注】內蒙古中醫學院杜錦輝用本方臨床驗證骨質增生以及風濕、類風濕引起的足跟痛60例，治癒43例，顯效7例，好轉10例，有效率達100％。

（2）大榕葉蒸醋方

【來源】清·何諫約撰《生草藥性備要》。

【處方】大榕葉10～20克，醋1杯。

【用法】每取大榕葉蒸醋，送飯常食。

【功能】續筋壯骨，袪風止痛。治療遠年骨痛，袪骨內風。

（3）木瓜靈仙方

【來源】出自《民間驗方》。

【處方】木瓜、威靈仙、淫羊藿、川芎各等份，山西老陳醋適量。

【用法】先將前4味，加水大火煎後以小火慢熬，濃度為100CC含生藥50％～60％，加入等量山西老陳醋。用電極、濾紙浸泡藥液後，再用骨質增生治療機治療，陰極放置腰椎，陽極放置痛點或環跳穴上，每日1次，15次為1個療程，治療3～4個療程。

【功能】補腎壯骨，疏經活血，化瘀止痛。主治骨質增生及腰椎

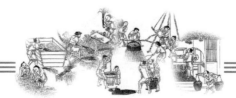

管狹窄。

【附注】湖南中醫學院一附院黎鋼用本方臨床驗證 30 例，痊癒
（疼痛消失，感覺、反射、肌力恢復正常，能正常活動和工作）13 例，
好轉（疼痛緩解，感覺、肌力反射有所恢復，能從事一般工作和活動）
15 例，無效（症狀改善不明顯）2 例，總有效率為 93.3％。

（4）靈仙鳳仙醋膏

【來源】出自《民間驗方》。

【處方】威靈仙、透骨草、鳳仙花各 30 克，沒藥、細辛各 45 克，
陳醋適量。

【用法】將前 5 味共研細末，裝瓶封口備用。用時每取藥末適量，
用陳醋調成膏狀，將藥膏用紗布包敷於骨質增生部位及因骨刺影響所
出現麻木、疼痛的相應部位的腧穴，如頸椎骨質增生則出現上肢麻木
疼痛時，可貼敷於手三里、曲池、內外關等，其餘類推。膠布固定，1
日換藥 1 次。

【功能】祛風除濕，軟堅化結。治療各類骨質增生。

【附注】山西省甯武縣中醫院邵玉寶曾用此法治療各類骨質增生
500 餘例，均取得滿意療效。根據臨床觀察，治療骨質增生所致的疼
痛患者，其療效優於麻木患者。

（5）二至丸

【來源】宋・楊倓撰《楊氏家藏方》。

【處方】鹿角四兩，麋角半兩，真酥三兩，無灰酒一升，米醋一升；
蒼耳子（酒浸一宿，焙乾）半斤，山藥、白茯苓、黃耆（蜜炙）各四兩，
當歸（酒浸、焙）半兩，肉蓯蓉（酒浸、焙）、遠志（去心）、人參、
沉香各二兩，熟附子一兩。

【用法】鹿角鎊細，以真酥一兩，無灰酒一升，慢火炒乾，取四兩；

麋角鎊細，以真酥二兩，米醋一升，慢火炒乾，取半兩；再取蒼耳子等後十味藥，與鹿角、麋角共研為末，酒煮糯米糊做成丸子，如梧子大。每服 50 丸，溫酒、鹽湯任下，日兩服。

【功能】補虛損，生精血，去風濕，壯筋骨。主治因虛損而致的各種筋骨疼痛（可用於各個部位的骨質增生）。

【附注】本方明‧李時珍《本草綱目‧獸部第五十一卷》中，亦有收載。

（6）無敵丸

【來源】明‧皇子朱橚等編《普濟方‧卷二十九方》。

【處方】蒼朮（酒浸）45 克，虎脛骨（酥炙）45 克，川烏頭（炮）15 克，萆薢、杜仲（薑炙）、乾木瓜各 30 克，防風（去蘆）、天麻、牛膝（酒浸）、乳香、沒藥各 15 克，金毛狗脊（去毛）120 克，醋適量。

【用法】將上藥共為細末，醋糊為丸，如梧桐子大。每服 30 丸，空腹時用溫酒或鹽湯送下。

【功能】祛風勝濕，補腎壯骨。主治腎虛骨痛。

【附注】本方中川烏頭有毒，內服宜慎，切勿過量。非醫者不可妄投。

（7）藏紅花陳醋方

【來源】出自《民間驗方》。

【處方】藏紅花、雞血藤、威靈仙、何首烏、桂枝各 30 克，防風、當歸、細辛、川芎、草烏、透骨草、沒藥各 20 克，山西老陳醋2000CC。

【用法】將上藥加山西老陳醋後，浸泡 72 小時，去渣取液備用。使用前先取 6 公分 ×12 公分，厚 12 層紗布墊 2 塊，用遠紅外線治療儀通電 40 分鐘。每日 1 次，10 次為 1 療程。

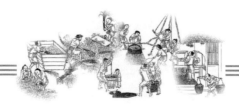

【功能】活血通絡，祛風散寒，行氣止痛。主治各部位骨質增生。

【附注】山東惠民縣中醫院張揚帆使用本方臨床觀察 100 例，痊癒 69 例，顯效 22 例，有效 5 例，無效 4 例，總有效率為 96％。另外，本方中草烏有毒，皮膚破損者禁用，嚴禁入口。

（8）祛風除濕醋敷方

【來源】清·賀繡紳輯《經驗方》。

【處方】生草烏、生川烏各 30 克，威靈仙、萆薢、木瓜、延胡索、蒼朮、桃仁、紅花、牛膝、獨活各 20 克，茯苓、白芍、全蠍各 15 克，食醋適量。

【用法】將上藥用布包煎，待快煎好時，加醋適量，趁熱外敷患處，每日 2 次，2 日用藥 1 劑。

【功能】祛風除濕，活血通絡。治療骨性關節炎。

【附注】內蒙古包鋼第三醫院汪雲霞用本方臨床驗證 82 例，痊癒（體徵完全消失，能恢復正常工作，半年內不復發）48 例，顯效（症狀、體徵顯著減輕，能做一般工作）21 例，有效（症狀、體徵減輕）9 例，無效（症狀、體徵均無改善）4 例，總有效率為 95.1％。另外，本方中生草烏、生川烏有大毒，皮膚破損處忌用，更忌入口。非醫者不可妄投。

六、腰腳痛（坐骨神經痛）

腰腳痛，又稱腰足痛。係指腰痛連及下肢之症。多因腎虛，風寒濕等六淫邪毒乘虛侵入，造成經脈受阻、血行不暢而致病。本病類似於西醫的坐骨神經痛等症。其臨床主要表現為腰、臀、大腿後側、小腿後外側、足背等處發生放射性、燒灼樣或刀割樣疼痛。疼痛多由腰部、臀部或髖部開始，向下放射，從大、小腿直到足背。疼痛常因行走、咳嗽、噴嚏、彎腰、排便而加劇。病人常取保護性姿態。好發於成年人，

青壯年多見。

（1）麥麩醋敷方

【來源】清·陸畫邨輯《經驗良方》。

【處方】麥麩1000克，食鹽500克，花椒100克，食醋50CC。

【用法】將麥麩、食鹽、花椒共研細末，置鐵鍋內炒黃，再加醋同炒至焦黃，加入黃酒立即裝入袋內，趁熱（約60℃為宜）外敷於疼痛部位，每日1次；另外，同時可內服「止痛湯」，其效更佳。

附：止痛湯：黃耆30克，苡仁20克，當歸、赤芍、羌活、獨活、防風、烏梢蛇各15克，細辛3克，甘草6克，蜈蚣2條。每日1劑，分2次水煎內服，15日為1療程。

【功能】益氣活血，溫經止痛。治療腰腳痛（坐骨神經痛）。

【附注】河南省夏邑縣中醫院呂雲劍經用本法臨床驗證30例，痊癒23例，顯效4例，有效2例，無效1例，總有效率為96.7%。服藥最多65劑，最少14劑，平均31劑。

（2）酒浸牛膝丸

【來源】明·張介賓（會卿、景岳）《景岳全書·古方八陣卷五十四》。

【處方】牛膝（炙黃）90克，川椒（去合口者）15克，虎骨（醋炙黃）15克，炮附子1枚，醋適量。

【用法】將上藥研為粗末，用生絹作袋盛藥，以煮酒1000CC，春、秋浸10日，夏浸7日，冬浸14日，每日空腹一大盞；酒盡出藥為末，醋糊為丸，每服20～30丸，空腹溫酒、鹽湯送下。

【功能】強腰壯骨，散瘀溫經。治療腰腳筋骨疼痛，痠軟無力。

（3）八製蒼朮丸

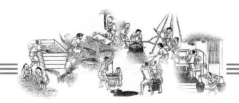

【來源】明・李時珍（東璧）《本草綱目・草部第十二卷》。

【處方】蒼朮 500 克，川椒紅、茴香、補骨脂、黑牽牛各 30 克，酒、醋、米泔、鹽水各適量。

【用法】蒼朮如數，洗刮淨，分四份，分別用酒、醋、米泔、鹽水各浸 3 日，曬乾。又分四份，用川椒紅，茴香、補骨脂、黑牽牛，同炒香，揀去不用，只取蒼朮研細末，醋糊丸梧子大。每服 50 丸，空腹鹽酒送下。五十歲後，加沉香末一兩（30 克）。

【功能】燥濕健脾，疏風順氣，補腎壯陽。治療腰腳濕氣痹痛。

（4）治背腿間痛方

【來源】明・李時珍（東璧）《本草綱目・草部第十七卷》。

【處方】芫花根不拘多少，米醋適量。

【用法】芫花，研為末，米醋調，敷之。如不住，以帛束之。婦人產後用此，尤宜。

【功能】逐飲除濕，化瘀通絡。治療背腿間痛，一點痛，不可忍者。

【附注】芫花性味辛、苦，溫。入肺、脾、腎經，有「泄水逐飲殺蟲」之功。有毒，使用時宜慎，僅供外用，不可內服。

（5）秦艽醋散方

【來源】出自《民間驗方》。

【處方】秦艽 90 克，僵蠶 30 克，土元 30 克，蜈蚣 15 克，地龍 10 克，荊芥穗 15 克，酸棗 15 克，醋適量。

【用法】荊芥穗用醋炒黑，酸棗用醋和麵包住，烘乾。與上藥共為細末，每次服 10 克，日服 2 次，早晚各 1 次。

【功能】追風解痙，散瘀止痛。治療坐骨神經痛，自臀部放射至足跟，且伴腰痛。

【說明】此方須注意炮製，一是地龍須剖開，流出腹內之水，晾乾方可用，否則無效；二是荊芥穗需用醋炒黑，藥性即往下走，去臀部風，若不炒黑藥性則往上走，去上部風。

【附注】山西省大同礦務局第三員工醫院常治元介紹，曾用本方共治癒的 52 例中，輕者服 2 劑，重者服 4 劑即癒。典型病例：王○○，女，19 歲，侯馬人。1985 年 10 月來診，自訴 1 個月以前患坐骨神經痛，一步也不能走，用手推車拉來就診。詢之食納正常，查舌脈亦正常。遂用上方 1 劑，痛即減輕，能下床行走，用 2 劑後即能騎自行車來診病，繼用 1 劑鞏固，至今未復發。

（6）川烏散

【來源】北宋‧王懷隱等奉敕編撰《太平聖惠方》。

【處方】生川烏頭 3 個，濃醋適量。

【用法】生川烏頭，去皮臍，搗羅為散，以釅醋調，塗於故帛上，貼之，須臾痛止。

【功能】溫陽通絡，散寒止痛。主治因寒濕或腎陽虛衰而導致的腰腳冷痹疼痛（今人用之治療坐骨神經痛，有特效）。

【附注】本方明‧李時珍《本草綱目‧草部第十七卷》中亦有收載。另：方中生川烏頭有大毒，皮膚破損者忌用，嚴禁入口，非醫者不可妄投。

七、腰痛（風濕性腰痛、腰肌勞損等）

腰痛，是指腰部一側或兩側或正中等處發生疼痛之症。腰為腎之外候，諸脈多貫於腎而絡於腰背。故凡年高病久，勞倦過度，情志所傷，房事不節而使臟氣虛衰；或因感邪、外傷而使腰部經脈不利，氣血不暢等，皆可導致腰痛。腰痛是臨床中最為常見的病種之一。本病可見於現代醫學的各種風濕性腰痛、脊椎炎、腰椎間盤脫出、脊椎腫

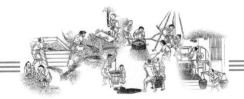

瘤、腰肌勞損等疾病。

（1）陳醋導入方

【來源】出自《民間驗方》。

【處方】陳醋適量。

【用法】將浸濕陳醋濾紙由負極置於腰部病灶部位，正極置於附近痛點穴位（一般以患側環跳穴附近），耐受劑量，每次治療20分鐘，每日1次，10次為1療程。可合併使用全身理療按摩床（設有腰椎牽引＋按摩裝置）；患者仰臥行骨盆牽引，牽引重量開始以25千克逐漸加大重量，根據患者體質情況，以患者腰部拉緊為宜，然後啟動床上滾動按摩裝置，每次治時間為30分鐘，每日1次，10次為1療程。治療後用磁療腰托固定，回去囑臥硬板床休息。

【功能】通經活絡，散瘀止痛。治療腰椎間盤脫出症。

【附注】據浙江嵊州人民醫院湯才珍採用本法臨床驗證112例，治癒（腰痛及下肢放射痛、麻木症狀消失，腰部活動正常，直腿抬高試驗陰性）15例（13.4％），顯效（腰腿痛症狀和體徵明顯減輕）56例（50.0％），好轉（腰腿痛症狀和體徵稍減輕）41例（36.6％），總有效率為100％。

（2）醋糟熱敷方

【來源】唐·孟詵撰《食療本草》。

【處方】醋糟1500克。

【用法】先將醋糟炒熱，裝入小布袋中，以不燙皮膚為度，臨睡前敷於患處1～2小時。

【功能】溫經散寒，化瘀通經。治療腰腿疼痛。

（3）茶醋方

【來源】唐・咎殷撰《食醫心鑒》。

【處方】茶葉 500 克，醋 200CC。

【用法】茶葉 500 克，醋 200CC，加水煎，頓服。

【功能】活血化瘀，緩急止痛。主治腰痛難轉。

【附注】本方明・李時珍《本草綱目・果部第三十二卷》及《中醫大辭典》中，均有收載。

（4）杜仲鹽醋方

【來源】北宋・錢惟演（希聖）撰《錢氏篋中方》。

【處方】杜仲 500 克，五味子 300 克，羊腎 3 ～ 4 枚，鹽，醋各適量。

【用法】將上兩味切，分成 14 劑，每夜取 1 劑，以水 600CC，浸至五更，煎三分減一，濾取汁，以羊腎三、四枚，切下之，再煮三、五沸，如做羹法，用鹽、醋和之，空腹頓服。

【功能】助陽益精，強腰壯腎。治腰痛。

（5）玄胡索散

【來源】明・皇子朱橚等編《普濟方・卷一五六方》引《海上仙方》。

【處方】玄胡索、牛膝、當歸、破故紙各等份，醋適量。

【用法】將前 4 味藥共研細末，貯存備用。每取 9 克，空腹服時用溫醋湯送下。

【功能】補肝益腎，活血止痛。治療肝腎不足，血凝氣滯所致的腰腿疼痛。

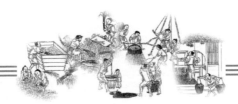

（6）復春丹

【來源】元‧沙圖穆蘇《瑞竹堂經驗方‧卷二方》。

【處方】杜仲（酥炒斷絲）、破故紙（酒浸一宿，用芝麻炒黃色）、萆薢（酥炒黃）、巴戟（去心）各30克，沉香15克，醋適量。

【用法】將前5味共研細末，醋糊為丸，如梧桐子大。每服50～70丸，空腹時服。服前先嚼胡桃一枚，同藥溫酒送下，乾物壓之。

【功能】強腰壯腎，溫補腎陽。主治腰腿疼痛（腰肌勞損）。

（7）腰痛漬

【來源】來自《民間驗方》。

【處方】當歸50克，紅花30克，乳香20克，沒藥20克，川牛膝15克，米醋300CC。

【用法】將諸藥放入醋內，浸泡4小時，放鍋內加熱數十沸。以紗布放醋內浸透，趁熱漬濕腰眼穴，如冷再換，一日一次，每次4～6小時。

【功能】活血化瘀，散瘀止痛，治療腰痛如針刺，痛有定處，俯仰不便或轉側不利，大便祕結或色黑，舌質紫暗或有瘀斑，脈澀者。

【附注】驗案兩則：①劉○○，男，32歲，主管。患腰痛年餘，綿綿不絕，臥則減輕，勞則痛甚，腰膝痠軟無力，面色白，手足不溫，舌質淡，脈沉細。診為陽虛精虧之症，將上藥裝入紗布袋內，貼於腰眼，以繃帶固定，睡時墊於腰部。20餘日，諸症明顯減輕，50日痊癒。②吳○○，男，32歲，因夏季收麥時，持重跌仆，挫傷腰部，難以轉側俯仰，立即採用腰痛漬，濕敷腰眼，一天一次，每天漬濕5～6小時，三日見效，一週痊癒。

（8）磁石丸

【來源】北宋‧王懷隱等奉敕編撰《太平聖惠方》。

【處方】磁石300克，肉蓯蓉（酒浸一宿，刮去皺皮，炙乾）60克，木香60克，補骨脂（微炒）60克，檳榔60克，肉豆蔻（去殼）60克，蛇床子60克，醋適量。

【用法】先將磁石大火燒令赤，投於醋中淬之七度，細研，水飛過。再將餘藥搗羅為末，與磁石煎相和，丸如梧桐子大。每日空腹以溫酒下20丸。

【功能】補暖水臟（腎），強益氣力，明耳目，利腰腳。主治腎虛腰痛。

（9）骨碎補丸

【來源】北宋·官修方書《太平惠民和劑局方》。

【處方】荊芥穗、炮附子、牛膝（酒浸）、肉蓯蓉（酒浸）各30克，骨碎補（去毛，炒）、威靈仙、砂仁各15克，炒地龍、沒藥各7.5克，自然銅（醋淬）、草烏（炮，去皮臍）、半夏（湯洗）各15克，醋適量。

【用法】上藥，為細末，醋糊為丸，梧桐子大，每服5～7丸，溫酒送下，婦人用醋湯送下。

【功能】強腰壯腎，活血通經。治療肝腎風虛，腰背強痛，腳膝緩弱，上攻下注，筋脈拘攣，骨節疼痛，頭面浮腫，手臂少力，屈伸不利，行履艱難。

八、肩不舉（肩周炎）

肩不舉，係指肩臂部不能抬舉。俗稱「漏肩風」、「凍結肩」、「肩凝症」，是常見病之一。本病多因風寒濕邪侵襲，使肩部經絡、經脈受阻後，氣血運行不暢引起的疼痛、痠楚、肩關節功能障礙，活動受限，無法外展和後翻的一種病症。類似於西醫所稱的肩關節周圍炎，簡稱「肩周炎」。本病發病緩慢，病程較長，一般多在半年，或二年

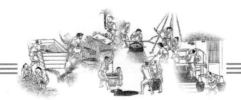

以上仍纏綿難癒。

（1）艾醋外敷方

【來源】出自《民間驗方》。

【處方】生艾葉 300 克，陳醋 150 克。

【用法】將艾葉切細搗絨，用陳醋拌勻，用 20 公分 ×20 公分紗布包裹，趁熱敷於患處。每日 2 次，每次 15～30 分鐘，7 日為 1 療程，並配以功能復健。

【功能】祛風除濕，散瘀止痛。治療肩周炎。

【附注】陝西武警總隊四支隊衛生所晁尚勇曾用本法臨床驗證 58 例，治癒 49 例，顯效 6 例，無效 3 例。治療時間最長 7 個療程，最短 3 個療程，總有效率為 94.8%。

（2）蘭香草醋敷方

【來源】出自《民間驗方》。

【處方】蘭草香 50 克，食醋適量。

【用法】將蘭香草研為細末，用食醋炒熱，敷於患處。

【功能】祛風除濕，散瘀止痛。治療肩周炎。

【附注】廣西永福縣中醫院梁豐用本方臨床驗證 46 例，痊癒 31 例，好轉 13 例，無效 2 例，總有效率為 95.7%。

（3）川草烏羌活醋敷方

【來源】出自《民間驗方》。

【處方】制川烏 30 克，制草烏 30 克，白芥子 30 克，薑黃 30 克，羌活 15 克，桂枝 15 克，南星 15 克，老陳醋適量。

【用法】將前 7 味藥共研細末，貯瓶備用。每取藥末 16 克，用醋調成膏狀，攤於 4 張 4 公分 ×4 公分的塑膠薄膜上。用時將配製的

軟膏分貼於肩髃、肩髎（位於肩峰突起之後下方，約肩髃穴後 1 寸凹陷處）、肩外俞（位於背部，第 1 胸椎棘突下旁開 3 寸處）、臑俞穴（位於肩後，當腋後紋頭直上，肩胛岡下緣處）。每次 6 ～ 12 小時（夏天 6 小時），每週貼 1 次，連貼 4 次為 1 療程。

【功能】祛風散寒，通痹止痛。治療風寒濕邪所致的肩周炎。

【附注】河南駐馬店地區中醫院李岩經臨床觀察 63 例，痊癒 33 例，顯效 14 例，有效 10 例，無效 6 例，總有效率為 90.5％。另：方中川烏、草烏、南星有毒，皮膚破損者忌用，更忌入口。

（4）藥醋熱敷驗方

【來源】出自《民間驗方》。

【處方】制川烏、制草烏、生麻黃、大黃、吳茱萸、薑黃、制附子各 30 克，桂枝、小茴香各 20 克，甘草 10 克，陳醋適量。

【用法】將上藥加工為粗末，然後放入食醋中調成糊狀。使用時，將藥醋糊在鍋中炒熱，包在紗布袋中，熱敷患處。每次 30 分鐘，每天 1 ～ 2 次。注意在熱敷之前，先在肩部皮膚上塗抹少許植物油，以防止藥物燒灼皮膚。

【功能】溫經散寒，活血止痛。主治肩周炎。

【附注】患者張○○稱：40 多歲患上了肩周炎。從那時起，一旦天氣陰冷，肩背就痠麻疼痛，嚴重時連手臂都抬不起來。後來，用了上述偏方治療而獲痊癒。另：方中川烏、草烏有毒，皮膚破損者忌用，更忌入口。

（5）川草烏樟腦醋敷方

【來源】出自《民間驗方》。

【處方】川烏、草烏、樟腦各 90 克，山西老陳醋適量。

【用法】將前 3 味藥共研細末，貯瓶備用。每取藥末適量，用醋

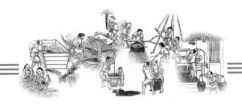

調成糊狀，均勻敷於壓痛點，約 0.5 公分厚，外裹紗布，用熱水袋熱敷 30 分鐘，1 日 1 次，一般一次即見效。

【功能】祛風散寒，散瘀通絡。治療風寒濕痹所致的肩周炎。

【方解】本病多因風寒濕邪引起。寒濕侵襲經脈，氣血痹阻不通，不通則痛，故用川、草烏味辛大熱，氣味雄烈，通行十二經脈，開泄腠理，驅逐風寒濕邪為主（君）藥。輔以味辛大熱之樟腦，溫經脈、散瘀滯。醋可破瘀散結，且有極強的滲透之力，外加熱敷，可使諸藥直達病所，故獲效甚捷。

【附注】山西省長治市人武部張宏太用本方臨床觀察 35 例，治癒 22 例，顯效 8 例，好轉 4 例，無效 1 例，總有效率為 97.1%。另：方中川烏、草烏、樟腦有毒，皮膚破損者忌用，更忌入口，非醫者不可妄投。

（6）黃龍陳醋方

【來源】出自《民間驗方》。

【處方】大黃 30 克，地龍 30 克，川芎 10 克，川烏 10 克，草烏 10 克，黃柏 10 克，樟腦 10 克，陳醋適量。

【用法】將前 6 味藥，共研細末，再與樟腦末和勻，貯瓶備用。每取藥末 30 克，用陳醋調成膏狀，取肩關節的痛點為中心，將藥糊塗敷患處，外蓋紗布，膠布固定，注意塗藥面積不要超過 8 公分。每日換藥 1 次，5 次為 1 療程。

【功能】溫經散寒，活血止痛。主治肩周炎。

【附注】湖南省民間中草藥研究所眭勳華用本方臨床驗證 35 例，痊癒 28 例，好轉 7 例，總有效率達 100%。另：方中川烏、草烏、樟腦有毒，皮膚破損者忌用，更忌入口。非醫者不可妄投。

九、頭痛

頭痛是臨床常見的症狀之一，凡整個頭部以及頭的前、後、偏側部的疼痛，總稱頭痛。亦稱頭疼。頭為「諸陽之會」、「精明之府」，五臟六腑之氣血皆上會於此。凡六淫外感，臟腑內傷，導致陽氣阻塞，濁邪上踞，肝陽上亢，精髓氣血虧損，經絡運行失常者，均能發生頭痛。頭痛劇烈，經久不癒，呈發作性者，又稱「頭風」。頭痛可見於西醫學內、外、神經、五官等各科疾病中。

（1）苦蕎麵醋糊方

【來源】出自《民間驗方》。

【處方】苦蕎粉120克，陳醋適量。

【用法】將蕎麥粉以小火炒熱，再加入適量陳醋炒熱，趁熱敷於頭上，用布包紮，勿令見風，冷則再換，日夜不斷。

【功能】除濕熱，祛風痛。治療梅毒引起的頭痛。

【附注】據《錦方實驗錄》稱：有人患頭風（頭痛經久難癒者稱頭風）十餘年不癒，用上方後，鼻流黃水數日，病若失，從此除根。此方治療梅毒頭痛，屢收神效。本方在《中國民族民間藥物外治大全》中，亦有收錄。

（2）蕎麵白芷醋糊方

【來源】出自《民間驗方》。

【處方】蕎麥粉100克，白芷粉5克，酸醋適量。

【用法】先將蕎麥粉、白芷粉放鍋內炒熱，然後放入醋適量，拌勻趁熱攤於紗布上包痛側，冷後焙熱再包，可反覆使用3次。用時煎服「川芎茶調散」，1日1劑。

【功能】活血通絡，祛風止痛。治療偏正頭痛。

【附注】本方治療30餘例，均獲滿意療效。使用本法時要注意

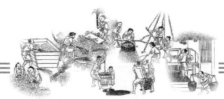

溫度，以防燙傷。另：附錄（局方）川芎茶調散：「川芎、荊芥、薄荷、細辛、白芷、防風、羌活、甘草。共 8 味藥，清茶為引，水煎服，日服 2 次」，血虛加當歸、氣虛加黃耆。

（3）一品丸

【來源】明‧董宿輯《奇效良方》。

【處方】大香附子不拘多少，醋適量。

【用法】大香附子，去皮，水煮一時，搗曬焙研為末，醋煮麵糊為丸，彈子大。每服 1 丸，水 1 盞，煎八分服。女人，醋湯煎之。

【功能】疏肝理氣，活血化瘀。主治氣熱上攻，頭目昏眩，及治偏正頭痛。

【附注】本方明‧李時珍《本草綱目‧草部第十四卷》亦有收載。

（4）青露丸

【來源】明‧韓㣗（天爵）《韓氏醫通‧卷五》。

【處方】香附子（略炒）不拘多少，烏藥（略泡），減香附子量1/3，醋適量。

【用法】將前兩味共為細末，水醋煮和為丸，如梧桐子大。隨證用引，如頭痛，茶下；痰病，薑湯下。

【功能】疏肝理氣，化瘀止痛。主治婦人頭痛有痰。

（5）治夾腦風及偏頭痛方

【來源】北宋‧王懷隱等奉敕編撰《太平聖惠方‧卷十四》。

【處方】芸薹子 3 克，川大黃 9 克，釀醋適量。

【用法】搗細羅為散。每取少許吹鼻中，後有黃水出。如有頑麻，以釀醋調塗之。

【功能】行血破氣，清熱散結。治夾腦風及偏頭痛。

【附注】夾腦風，病名。《雜病源流犀燭·頭痛源流》曰：「有夾腦風者，兩太陽連腦痛是也。」

（6）芫花釀醋方

【來源】北宋·趙佶敕撰《聖濟總錄》。

【處方】芫花不拘多少，釀醋適量。

【用法】上 1 味，以釀醋浸一宿，焙乾搗羅為末，收貯備用。或左邊頭痛，即於左鼻吸藥；或右邊頭痛，即於右鼻吸藥 0.3 ～ 0.4 克。入藥時，先含水一口，以防藥粉吸入喉內，候鼻中涕泗出即瘥。

【功能】逐水滌痰，散瘀通竅。治療偏頭痛。

（7）上清丹

【來源】南宋·魏峴《魏氏家藏方》。

【處方】天南星（大者，去皮）、茴香（炒）各等份，醋適量。

【用法】前兩味，共研細末，入鹽少許在麵團內，用淡醋打糊為丸，如梧桐子大，每服 30 ～ 50 粒，食後薑湯下。

【功能】燥濕化痰，祛風定痛。主治風痰頭痛不可忍者。

【附注】本方明·李時珍《本草綱目·草部第十七卷》亦有收載。另：方中天南星有毒，服用時宜慎之，切勿過量，非醫者不可妄投。

（8）紫陽真君塞鼻丹

【來源】清·鄒存淦《外治壽世方初編》。

【處方】沉香、木香、乳香、沒藥、肉桂各 60 克，牙皂、蓽茇、良薑、細辛、川烏、血竭、冰片（代麝香）各 30 克，磠砂、雄黃、巴豆、朱砂各 5 克，醋適量。

【用法】將上藥共研細末，貯瓶備用。每取適量，加醋調成錠狀，塞入鼻內。

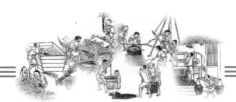

【**功能**】芳香通竅，散寒止痛。治療偏頭痛、面癱、胃脘痛、痛經、泄瀉等症。

【**附注**】本方中磁砂、雄黃、巴豆、川烏、細辛均係有毒之品，僅供外用，切忌內服，不可不慎，非醫者不可妄投。

十、腳氣（維生素 B_1 缺乏所致的腳氣病）

腳氣，古名緩風、雍疾，又稱腳弱。是以兩腳軟弱無力，腳脛腫滿強直，或雖不腫滿而緩弱麻木，甚至心胸築築悸動，進而危及生命為特徵的一種疾病。因病從腳起，故名腳氣病。因其兩足緩從不隨而名「緩風」，腿腳軟弱無力而有「腳弱」、「軟腳病」之稱；又因其發病多由濕邪積聚、氣血瘀滯而成，故又稱「雍疾」。本病包括西醫維生素 B_1 缺乏所致的腳氣病。此外，如營養不良，多發性神經炎等，亦可導致類似疾患。

（1）麩蒸法

【**來源**】清·余含棻（夢塘）《醫林枕祕保赤存真》。

【**處方**】小麥麩不拘多少，花椒、生蔥、鹽、酒、醋各適量。

【**用法**】用小麥麩，與花椒、生蔥、鹽、酒、醋拌潤，放鍋內炒熱，將患腳薰蒸其上，蓋以衣被，多蒸汗出為度，勿見風。

【**功能**】散瘀除濕，消腫止痛。治療中濕腳腫，寒濕腳氣。

（2）無名異醋調截毒方

【**來源**】宋·朱佐（君輔）《類編朱氏集驗醫方》。

【**處方**】無名異不拘多少，醋適量。

【**用法**】無名異一半生用，一半火煅（如煅自然銅法），上生熟拌和，為細末，醋調。先塗於腫痛之上不痛處，用藥周圍塗之，闊二、三寸若圈然，截住毒氣，勿使沖上；次塗下面腫痛者，只留腳趾尖不塗，

仍修事腳趾甲，以出毒氣，時時用醋潤濕。

【功能】活血袪瘀，消腫止痛。治療腳腫不已，但腫不消，不能行履者。

（3）蒴藋根醋方

【來源】唐·孫思邈撰《備急千金要方·卷七方》。

【處方】蒴藋根不拘多少，酒、醋各適量。

【用法】用蒴藋根，研碎，和醋三分，根一分，合蒸熟，封裹腫痛處，日二即消。

【功能】袪風除濕，活血散瘀。治療腳氣脛腫，骨疼，亦治不仁頑麻。

【附注】本方宋·唐慎微《政和本草》、明·李時珍《本草綱目·草部第十六卷》中，均有收載。

（4）治腳氣腫痛方

【來源】元·李仲南撰《永類鈐方》。

【處方】皂角、紅豆各等份，酒、醋各適量。

【用法】前兩味，共研細末，酒、醋調，貼腫處。

【功能】袪風除濕，化瘀通經。主治腳氣腫痛。

【附注】腳氣，古病名。因外感濕邪風毒，或飲食厚味所傷，積濕生熱，流注腿腳而成。其證先見腿腳麻木，痠痛，軟弱無力，或攣急，或腫脹，或萎枯，或發熱，進而入腹攻心，小腹不仁，嘔吐不食，心悸、胸悶，氣喘，神志恍惚，言語錯亂等症。本方明·李時珍《本草綱目·木部第三十五卷》中亦有收載。

（5）豬肚五味方

【來源】宋·陳直撰《養老奉親書》。

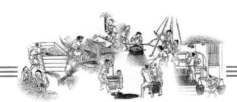

【**處方**】豬肚一枚，蒜、椒、醬、醋五味各適量。

【**用法**】豬肚一枚，洗淨切絲，以水洗，布絞乾，和蒜、椒、醬、醋五味調，常食。

【**功能**】和理腎氣，通利膀胱。主治老人腳氣，亦治熱勞。

【**附注**】本方明·李時珍《本草綱目·獸部第五十卷》中，亦有收載。

🔶 十一、皮痹（硬皮病）

硬皮病，是一種以皮膚腫脹、發硬、後期萎縮為特徵的結締組織疾病，可發生於任何年齡，但以青、中年婦女為多見，男性也可發生。本病可分為系統型（泛發性）、局限型兩個類型。醫學文獻《內經·痹論篇》中有「皮痹」的記載，類似本病。

（1）祛風通絡湯祛風通絡湯

【**來源**】出自《民間驗方》。

【**處方**】威靈仙 60 克，蜀羊泉 40 克，石菖蒲 30 克，艾葉 20 克，獨活 20 克，羌活 20 克，千年健 20 克，紅花 20 克，食醋 500CC。

【**用法**】上藥，加水 2000 ～ 3000CC，煮沸，把藥汁傾於盆或桶內，將患部置於上，外蓋毛巾薰洗，待藥液不燙手時，用毛巾蘸之擦洗患部。每日 1 ～ 2 次，每劑洗 6 ～ 8 次，其間可適量加水及食醋。

【**方解**】方中以威靈仙、蜀羊泉祛風濕，通經絡；艾葉、石菖蒲芳香透膚開竅；獨活、羌活祛風化濕；紅花行血活血；食醋散瘀和營。諸藥合用，共奏藥到病除之功。

【**功能**】祛風除濕，散瘀化結，治療局限型硬皮病。

【**附注**】安徽中醫學院附院湯一鵬用本方治療硬皮病 32 例，痊癒（局部皮映色澤、彈性恢復正常）25 例（78.1%），有效（局部皮膚變軟，彈性有所恢復，但尚有輕微凹陷及萎縮）7 例（21.9%），總

有效率為 100％。

第九節 癌症

> 癌症，是發生在體內惡性腫物的統稱。中醫文獻則稱岩、嵓，均與癌同義，因其質地堅硬，表面凹凸不平，形如岩石而命名之。中醫學其中所謂的癥痕、癖以及伏梁、肥氣、息賁等許多臨床表現，與現代醫學的癌症密切相關，可視爲不同癌症的病名。

一、肺癌

肺癌，又稱原發性支氣管肺癌，是由於正氣內虛，邪毒外侵所致，以咳嗽、咯血、胸痛、發熱、氣急爲主要臨床表現的一種惡性疾病。發病率居全部腫瘤的第一或第二位，且有逐年增高的趨勢，發病年齡多在 40 歲以上，男性高於女性，比約 5：1。

（1）蟾蜍醋敷方

【來源】出自《民間驗方》。

【處方】蟾蜍 6 克，雄黃 3 克，薑黃 0.6 克，醋適量。

【用法】將前 3 味藥共搗爛，用醋調成膏，外敷於癌痛處，24 小時換藥 1 次，加膠布固定。

【功能】化瘀解毒，行氣止痛。治療肺癌所引起的疼痛。

【附注】本方敷藥後，局部起水泡者，可用消毒針挑破，再塗上龍膽紫即可自癒。另：方中蟾蜍、雄黃有毒，僅供外用，切忌內服。

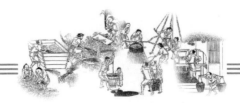

（2）癌痛貼散

【來源】出自《民間驗方》。

【處方】天花粉 100 克，大黃、黃柏、薑黃、皮硝、芙蓉葉、徐長卿各 50 克，生南星、白芷、蒼朮、乳香、沒藥各 20 克，雄黃 30 克，甘草 10 克，食醋適量。

【用法】除食醋外，將上藥共研細末，過篩和勻，貯瓶備用。每取此散適量，用食醋調勻，攤於油紙上（厚約 5 公釐），敷貼於癌腫部位和背部相應俞穴上，隔日 1 次。

【功能】清熱解毒，消腫止痛。治療各種癌腫疼痛。

【附注】此方係當代名老中醫黃明貴經驗方。用本方治療各種癌腫疼痛，其止痛效果屢用屢驗。而且癌腫疼痛越劇烈，效果越明顯。另外：本方中生南星、雄黃有大毒，皮膚破損處慎用，更忌入口。

二、胃癌

胃癌，是由於正氣內虛，加之飲食不節，情志不調等原因而引起。以脘部飽脹或疼痛、食欲不振、消瘦、黑便、脘部積塊為主要臨床表現的一種惡性病變。胃癌居各器官惡性腫瘤的首位。大多發生於 40 ～ 60 歲之間，85％的病人是在 40 歲以上，女性多於男性。我國在世界上屬於胃癌發病率較高的國家。

（1）礦泉水蜜醋方

【來源】出自《民間驗方》。

【處方】礦泉水 50CC，蜂蜜 20CC，醋 30CC。

【用法】將 3 味按比例配製成飲料，每日飲用。

【功能】補中潤燥，散瘀解毒。適用於胃癌等癌症的早期和恢復期的輔助食療。

（2）靈仙薄荷煎

【來源】出自《民間驗方》。

【處方】威靈仙 10 ～ 30 克，荷葉 10 克，食醋適量。

【用法】威靈仙加水煎，配食醋頻服。

【功能】消癥除積，散瘀理氣。治療癥瘕、積聚，痰核、濁邪。

【附注】癥，病症名。指腹內結塊，不能移動者。多由飲食不節，胃氣衰，脾氣弱，邪正相搏，氣血痰瘀積滯於腹中所致。

江蘇徐州市鼓樓醫院王忠明用本方治療一例晚期食道癌患者，吞嚥十分困難，痰涎甚多，在無計可施時，以威靈仙配荷葉，加少許食醋煎水頻服，半個月後諸症緩解，後配合放療，帶瘤生存 2 年 4 個月，生存品質也較高。

（3）鱉甲散

【來源】南宋‧魏峴《魏氏家藏方》。

【處方】鱉甲 50 克，琥珀（研極細）15 克，大黃（酒拌炒）25 克，米醋適量。

【用法】取鱉甲、入米醋中浸一宿，火上炙乾，再浸再炙，以甲殼酥為度，研極細，且與餘藥共研細作散，淨器收貯。每日服 6 克，白湯調下。

【功能】平肝養陰，軟堅化結。治療心腹（係指胃）癥瘕血積。

【附注】癥瘕，病名。中醫指腹內有積塊、或脹或痛的一種疾病。癥是有形的，而且固定不移，痛有定處，病在臟，屬血分；瘕是無形的，聚散無常，痛無定處，病在腑，屬氣分。癥瘕的發生，多因情志抑鬱，飲食內傷等，致使肝脾受傷，瘀血內停，日久漸積而成。而正氣不足，更是本病發生的主要原因。本方在《甄氏家乘方》及《中藥大辭典》中，均有收載。

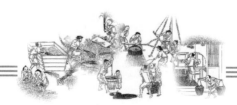

（4）紅丸子

【來源】北宋·官修方書《太平惠民和劑局方·卷三方》。

【處方】三稜、莪朮、青皮、陳皮各 2.5 千克，炮薑、胡椒各 1.5 千克，醋適量。

【用法】前 6 味，為細末，醋煮麵糊為丸，梧桐子大，礬紅為衣，每服 30 丸，食後薑湯送下，小兒減量。

【功能】逐瘀行氣，軟堅化結。治療脾積不食，血癥氣塊，小兒食積，骨瘦面黃，肚脹氣急。

【附注】脾積，古病名。五積之一。《難經·五十四難》：「脾之積，名曰痞氣。」《濟生方·卷四》曰：「痞氣之狀，留於胃脘，大如覆杯，痞塞不通，是為脾積。診其脈微大而長，其色黃，其病饑則減，飽則見，腹滿嘔泄，足腫肉削。久不癒，令人四肢不收。」

（5）撞氣阿魏丸

【來源】北宋·官修方書《太平惠民和劑局方·卷三方》。

【處方】茴香（炒）、青皮（去白）、甘草（炒）、蓬莪朮（炮）、川芎、陳皮（去白）各 30 克，白芷 15 克，丁香（炮）30 克，縮砂仁、肉桂（去皮）各 15 克，生薑 120 克（切片，用鹽 15 克醃一宿，炒黑），胡椒、阿魏。

【用法】前 10 味共研細末，待用；另將胡椒、阿魏研末，醋浸一夜，以麵粉同為糊。與前藥和為丸，如雞頭子大。每藥丸 500 克，用朱砂 21 克為衣。丈夫氣痛，炒薑、鹽湯下 1 粒至 2 粒；婦人血氣，醋湯下；常服 1 粒爛嚼，茶、酒任下。

【功能】溫中理氣，化瘀除癥。主治五種噎疾，九般心痛，痃癖氣塊，冷氣攻刺，及脾胃停寒，胸滿膨脹，腹痛腸鳴，嘔吐酸水，小腸氣，婦人血氣、血刺等疾。

【附注】噎，病名。即五噎的總稱。《醫說·卷五》：「噎病亦

有五種：氣噎、憂噎、食噎、勞噎、思噎。」《諸病源候論·否噎病諸候》曰：「陰陽不和則三焦隔絕，三焦隔絕則津液不利，故令氣塞不調理也，是以成噎，此由憂恚所致。憂恚則氣結，氣結則不宜流，使噎。噎者，噎塞不通也。」係指飲食時猝覺噎塞之症。

（6）紫磠砂醋散方

【來源】出自《民間驗方》。

【處方】紫磠砂、醋各等量。

【用法】將紫磠砂放入瓷器內，研成細末（避金屬），加水煮沸，過濾取汁，加醋（500克汁加500克醋）再煎，先大火，後小火，直至煎乾，得灰黃色結晶粉末。每次2～5分，最大劑量每次不要超過8分，日服3次。

【功能】消積軟堅，破癥化結。主治食道癌。

【附注】《中藥大辭典》臨床報導：用本方經治22例，近期痊癒3例，明顯好轉8例，好轉7例，其中一例3個月後顯影檢查食道正常。另本方中磠砂有毒，內服宜慎，切勿過量。

（7）五積丸

【來源】南宋·楊倓（子靖）《楊氏家藏方·卷五》。

【處方】沉香15克，木香15克，當歸（洗，焙）15克，附子（炮，去皮）15克，青橘皮（去白）15克，丁香7.5克，大黃（酒浸，濕紙裹，煨）15克，縮砂仁30克，半夏（湯洗七次，後以生薑製麴）15克，陳橘皮（去白）15克，京三稜（炮）15克，蓬莪朮（炮）15克，檳榔（銼）2.5克，細松煙墨（燒存性）15克，膽礬（別研）15克，肥棗（去皮、核）50枚，米醋適量。

【用法】將肥棗入米醋，煮棗令爛，次下膽礬，煮少時，另將餘藥共研細末，同和為丸，如麻子大。每服20～30丸，食後及臨睡前

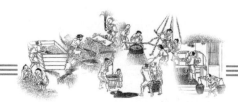

用橘及湯送下。

【功能】寬中下氣，散瘀除癥。主治五種膈氣，中脘痞悶，噎塞不通，飲食減少；積聚癖塊，心腹作痛。

【附注】本方中膽礬有毒，用時宜慎，切勿過量。

（8）千金散

【來源】明·李時珍（東璧）《本草綱目·草部第十七卷》。

【處方】錦紋大黃 90 克，舶上硫黃（以形如琥珀者）30 克，宮粉 30 克，醋一盞。

【用法】錦紋大黃，為末，加醋一盞，入砂鍋內熬成膏，傾瓦上，日曬夜露三日，再研。用舶上硫黃，形如琥珀者，宮粉，一同研勻。十歲以下小孩，每服 1.5 克，大人每服 4.5 克，米湯送下。忌一切生冷、魚肉，只食白粥半月。如一服不癒，半月之後再服。若不忌口，不如不服。

【功能】瀉熱蕩滯，消積除疳。治療脾癖疳積，不拘大人小兒。

【附注】疳積，病症名。係指疳疾而有積滯的症候。古人認為「無積不成疳」、「積是疳之母」。積的成因，多由嗜食生冷、甘肥、黏膩積滯中脘，脾胃不能消化而成。臨床表現為腹脹，腹痛，嘔吐，泄瀉，所出之物有酸腐氣味，久則形體消瘦，精神萎靡，肚大筋青等。本方源自《政和聖濟總錄》，宋·趙佶敕撰。明·皇子朱橚等撰《普濟方》以及《中藥大辭典》中，均有收載。另外，本方中宮粉性味甘辛，寒，有毒，內服宜慎，切勿過量，非醫者切勿妄投。

三、肝癌

中醫認為，肝癌主要是以臟腑氣血虧損為本，氣、血、濕、熱、瘀毒互結為標，蘊結於肝，漸成癥積，肝失疏泄為其基本病理。以左脅腫硬疼痛，消瘦，食欲不振，乏力，或有黃疸或昏迷等為主要表現

的一種惡性疾病。中醫所謂脾積、肝積、積聚、癖黃、癥，皆頗與之相似。肝癌是我國最常見的惡性腫瘤之一。根據流行病學資料，中國肝癌的發病率和死亡率佔全部腫瘤的第三位，僅次於胃癌、肺癌。肝癌可發生於任何年齡，但以 31 ～ 50 歲最多，男性遠遠高於女性。

（1）大黃醋丸方

【來源】明‧李時珍（東璧）《本草綱目‧草部第十七卷》。

【處方】大黃 300 克，醋 3000CC，蜜 2 匙。

【用法】大黃，研為散，入醋、蜜和煎，丸如梧子大。每服 30 丸，生薑湯下，能吐瀉即驗。

【功能】瀉熱毒，破積滯，行瘀血。主治腹中痞塊。

【附注】痞塊，古病名：指腹腔內的積塊。《雜病廣要‧積聚》曰：「大抵積塊者，皆有一物為之根，而血涎裹之，乃成形如杯如盤，按之堅硬也。」

（2）三稜大黃醋膏方

【來源】明‧李時珍（東璧）《本草綱目‧草部第十四卷》。

【處方】京三稜（炮）、川大黃各 30 克，醋適量。

【用法】前兩味，共研為末，加醋熬成膏。每日空腹服生薑橘皮湯服一匙，以利下為度。

【功能】逐瘀破血，除癥化結。主治痃癖不瘥，脇下堅塊如石。

（3）鱉頭膏

【來源】出自《民間驗方》。

【處方】活鱉頭 2 隻，鮮灰莧菜 150 克，水紅花籽 90 克，陳醋 1 杯。

【用法】將鱉取頭剁碎搗泥，再將灰莧菜、水紅花籽加入，共搗

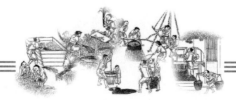

如泥，按疼痛新位大小，將藥攤平在紗布上（厚約 1.5 公分），局部先用熱陳醋敷，然後趁熱敷鱉頭膏，每 12 小時換藥 1 次。

【功能】清熱解毒，散瘀止痛。主治肝癌所致的疼痛。

【附注】本方經臨床驗證，一般連用 2 日疼痛明顯好轉，敷 6～7 日，針刺樣疼痛若失，可停用止痛針。

（4）蒿醋餅

【來源】明·劉天和《保壽堂活人經驗方》。

【處方】一枝蒿 15 克，獨蒜 1～2 枚，穿山甲（末）3 克，食鹽 0.5 克，好醋適量。

【用法】前 3 味，共搗細末，同入醋、鹽花調搗成餅，量痞塊大小貼之。

【功能】下氣消穀，活血除痞，治療腹中痞塊，以兩炷香為度，其痞塊化為膿血，從大便出。

【附注】本方明·李時珍《本草綱目·草部第十五卷》亦有收載。其曰：「腹中痞塊，薺葉（一枝蒿）、獨蒜、穿山甲末、食鹽，同以好醋搗成餅，量痞大小貼之，兩炷香為度。其痞化為膿血，從大便出。」另：方中一枝蒿，性味辛苦，微溫，有毒，僅供外用，不可內服。

（5）聖惠木香丸

【來源】北宋·王懷隱等奉敕編撰《太平聖惠方》。

【處方】木香（剉）30 克，大黃（剉）60 克，鱉甲 60 克（去裙襴，剉），米醋 3 碗。

【用法】上藥，用米醋 3 碗，同煮至醋盡為度，焙乾，共研為末，米酒煮糊為丸，如梧桐子大。每服 20 粒，空腹食前生薑湯送下。

【功能】軟堅化積，行氣定痛。治療肝積肥氣，結鞭不散。

【附注】肥氣，古病名。即肝積。《難經·五十四難》云：「肝

之積，名肥氣。在左脇下，如覆杯，有頭足。久不癒，令人發咳逆喑瘧，連歲不已。」

（6）紅丸子

【來源】南宋·陳言（無擇）《三因極一病症方論·卷六方》。

【處方】蓬莪朮、京三稜各60克，胡椒30克，青皮（炒香）90克，阿魏 7.5 克，醋適量。

【用法】將三稜、莪朮用醋煮過，阿魏醋化，再同餘藥共研為末，米糊為丸，如梧桐子大，朱砂為衣。以「老瘧飲」送下50～100丸。

【功能】破血逐瘀，行氣散結。治療久瘧，脇下結為癥瘕癖塊。

【附注】老瘧飲，亦為南宋·陳無擇《三因極一病症方論·卷六方》之名方，其藥物組成：「蒼朮（泔浸）、草果（去皮）、桔梗、青皮、陳皮、良薑各15克，白芷、茯苓、半夏、枳殼、炙甘草、桂心、炮乾薑各9克，紫蘇葉、川芎各6克。上藥銼散，每服12克，用水300CC，加鹽少許，煎至210CC，去滓，空腹時服。主治久瘧，腹脇結成癥瘕癖塊」。

（7）三聖散

【來源】元·朱震亨（丹溪）《丹溪心法》。

【處方】風化石灰250克，大黃末30克，肉桂末15克，米醋250CC。

【用法】風化石灰，在瓦器內炒極熱，入大黃末，炒紅取起，再入桂心末，略燒，後入米醋調和成膏，攤絹上貼之。內服消塊藥，甚效。

【功能】破瘀攻積，化瘀除癥。治療腹脇積塊。

【附注】此方在《本草綱目·石部第九卷》、《古方八陣》、《中藥大辭典》以及王光清等主編的《中國膏藥學》等醫書中，均有收載。

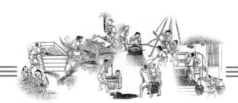

（8）全蟲壁虎祛痛散

【來源】出自《民間驗方》。

【處方】全蟲、壁虎、水蛭、穿山甲、洋金花各40克，川烏、草烏、天南星各20克，馬錢子10克，細辛、冰片各2克，食醋適量。

【用法】將上藥共研細末，密封貯存。每取藥末適量，用食醋調成糊狀，敷於疼痛部位，敷藥面積要超出疼痛部位邊緣的0.3～0.5公分，外用塑膠布覆蓋，膠布固定。每3～5日換藥1次，直至疼痛減輕或消失為止。

【功能】行氣散結，化瘀定痛。主治癌症疼痛。

【附注】黃墶醫院司百忍臨床驗證25例，疼痛均為Ⅲ級，經用本方後，疼痛完全緩解13例，明顯緩解11例，緩解1例。外敷本藥後10～15分鐘即可見效，可維持2～3日，止痛強度相當於2～4支杜冷丁。但本方中藥物組成大多屬劇毒藥，使用時一定謹慎從事，皮膚破損處忌用，嚴禁入口，非醫者切勿妄投。

四、腸積腸覃（大腸癌）

結腸癌、直腸癌總稱為大腸癌，為消化道常見多發的癌瘤，其發病率僅次於胃癌和食道癌。在男女兩性死亡率中，結腸癌和直腸癌僅次於肺癌，位居第二。本病以腹部腫塊，腹脹腹痛，大便膿血或大便變形為其主要表現的一種惡性疾病。近年來我國的發病率呈上升趨勢，男性多於女性，好發年齡為30～60歲。中醫所謂的「腸積」、「積聚」、「癥瘕」、「腸覃」、「腸風」、「臟毒」、「下痢」、「鎖肛痔」等，皆與大腸癌相類似。

（1）大蒜浸醋方

【來源】出自《民間驗方》。

【處方】大蒜頭、米醋各適量。

【用法】將大蒜頭去皮，放入米醋中，浸泡15日以上，日服1次，每次吃大蒜2～3瓣，健康人長期服用，有防腸癌作用。

【功能】散瘀解毒，散瘀消積。用於防治晚期腸癌有包塊，伴有腹痛、腹瀉、黏液血便。

五、膀胱癌

膀胱癌是泌尿系統最常見的惡性腫瘤，臨床主要以長期尿血為主。發病率居泌尿系統惡性腫瘤的首位。發病原因還不清楚，一般認為與常接觸合成橡膠、苯胺、芳香胺、聯苯胺及2-萘胺等致癌物質有關。其發病率年齡50～60歲，男女比例為3：1。

（1）地榆炭抗癌方

【來源】出自《民間驗方》。

【處方】地榆炭100克，醋500CC。

【用法】將地榆炭放入鍋內，加入食醋，共煎至30CC，去渣取汁。每日1劑，分次服用。經過濾及高壓消毒滅菌後，亦可進行膀胱灌注，每次20～30CC。

【功能】涼血止血，散瘀除積。適用於膀胱癌尿血患者。

六、肛門癌

肛門癌，亦稱肛管癌。本病絕大多數屬鱗狀細胞癌。常因肛漏、痔、手術瘢痕、濕疣、化膿性汗腺炎及潛毛囊腫長期慢性刺激損傷引起。患者常有肛門部不適和瘙癢。肛門邊緣有小型腫塊，生長緩慢。疼痛極輕微，當侵犯到肛管或者括約肌時則有疼痛。由於本病發病率較低，所以不被人們所關注。

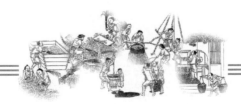

（1）馬錢子醋敷方

【來源】出自《民間驗方》。

【處方】馬錢子、醋各適量。

【用法】將馬錢子研細末，用醋調勻，敷於患處。

【功能】散血熱，消腫毒，以毒攻毒。治療肛門癌。

【附注】馬錢子，異名：番木鱉、苦實把豆兒《飛鴻集》，為馬錢科植物馬錢的成熟種子。有「散血熱，消腫毒，止痛」之功。治癰疽，惡瘡，痞塊等疾。本品性味苦寒，有大毒，使用時宜慎，皮膚潰破者勿用，切忌入口，非醫者不可妄投。

七、原發性淋巴肉瘤

是發生於頸部的惡性腫瘤，是頸部淋巴結惡性腫瘤中的一種。相當於中醫典籍中記載的失榮，因病之後期，患者面容消瘦，狀如樹木之失去榮華，枝枯皮焦，故名失榮。本病多由憂思恚怒，氣鬱血逆，與痰火凝結於少陽、陽明之絡而成本病。

（1）淋巴肉瘤醋療方

【來源】出自《民間驗方》。

【處方】爐甘石 250 克，大黃 250 克，貓爪草 250 克，五倍子 125 克，黃丹 125 克，拉拉藤 500 克，磁砂 37.5 克，馬錢子 45 克，白鉛丹 60 克，冰片 60 克，丁香 30 克，黃連 30 克，蜈蚣 15 條，醋適量。

【用法】將前 13 味藥共研細末，用醋適量調製成糊狀，外塗擦於癌灶局部，每日 1 ～ 2 次。

【功能】墜痰解毒，軟堅化結，散瘀止痛。治療淋巴肉瘤。

【附注】此方是由郎偉君等所編《抗癌中藥一千方》中的一個方劑。推薦人為雲南省的蘇平稱，本方用於治療淋巴肉瘤多例，均有不同程度的療效。此方《中國民族民間藥物外治大全》亦有收載。另：

本方中黃丹、磁砂、馬錢子、白鉛丹等均有大毒，用時宜慎，僅供外用，切忌入口，非醫者不可妄投。

八、唇癌

早期常為皰疹狀，白斑皸裂，或局部黏膜增厚，後逐漸形成腫塊，表面潰爛形成潰瘍，潰瘍進一步發展，呈菜花狀增生，邊緣高出正常黏膜。唇癌多發生於 40～50 歲以上的男性，分上唇癌與下唇癌兩種，但以下唇癌較為多見。長期吸菸的慢性刺激，或唇的白斑病和久不癒合的皸裂，與唇癌的發生也有一定關係。

（1）蟾酥醋餅方

【來源】清·陸言輯《經驗方抄》。

【處方】蟾酥、乳香、沒藥、雄黃、巴豆霜、樟腦、朱砂、輕粉、麝香各等量，陳醋適量。

【用法】將前 9 味藥，共研細末，用陳醋調成糊狀，敷於唇癌處。

【功能】破癥除積，化瘀消腫，以毒攻毒。治療繭唇（唇癌）。

【附注】蟾酥，為蟾蜍科動物中華大蟾蜍或黑眶蟾蜍的耳後腺及皮膚腺所分泌的白色漿液，經加工而成。蟾蜍即是其動物的全體。據臨床報導：使用 20％的蟾酥軟膏外敷，治療皮膚癌 22 例，有 13 例臨床痊癒。蟾蜍治療惡性腫瘤，將活蟾蜍曬乾後烤酥研細末，過篩，和麵粉糊做成黃豆大的小丸，每服 5～7 粒，日服 3 次。經治 22 例胃癌、膀胱癌、肝癌患者，病情皆有好轉。說明蟾酥、蟾蜍，兩者均有抗癌作用。另外，本方中蟾酥與雄黃、巴豆霜、樟腦、輕粉均係有毒之品，只可外用，不可內服，使用時宜慎之。

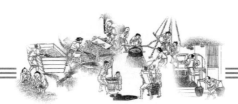

九、鼻咽癌

癌症表現在鼻咽者，開始以鼻塞、鼻衄為主，若屬肺腎陰虛型，伴頭暈耳鳴，腰膝痠軟等症；屬肝胃鬱熱型，伴牙痛、煩躁易怒、口苦咽乾等症；屬肺胃痰濕型，伴鼻流濁涕、噁心嘔吐等症。以後可有聽力下降、視力障礙、頭痛、頸部一側或兩側發現腫塊。

（1）磁砂製劑

【來源】出自《民間驗方》。

【處方】磁砂適量，醋 200CC。

【用法】將磁砂用水溶化成飽和液，過濾；取濾液 400CC，加醋 200 升毫，用炭火煅成磁砂粉，瓶裝備用。

另取天葵子 500 克研末，加入 5 千克高粱酒浸 1 星期製成天葵酒。用時先以開水沖服磁砂粉，每日 3 次，每次 3 ～ 4 分；同時服用天葵酒 1 兩。

【功能】消積軟堅，破瘀散結。治療鼻咽癌。

【附注】《中藥大辭典》臨床報導，有人曾用本法試治 2 例，其中 1 例服藥 1 週後，腫塊縮小 1/2，其他症狀亦見減輕。此外，還有以磁砂製劑為主，加用中草藥，或配合放療、化療等治療鼻咽癌 30 例，也有一定近期效果。

十、白血病

白血病，又稱血癌，是以發熱、出血、貧血及肝、脾、淋巴結腫大等為主要臨床表現的一種造血系統的惡性腫瘤。其特徵為造血系統白血球系列在質和量方面有異常增生，是兒童和青年最常見的一種惡性腫瘤，中醫認為，癌症表現在營血者，主要是營血虧耗所出現的症狀，多歸為「虛勞」、「虛耗」門中。

（1）鰻魚酒醋方

【來源】出自《民間驗方》。

【處方】鰻魚 500 克，黃酒 500CC，食醋適量。

【用法】將鰻魚剖腹去內臟，洗淨置鍋中，加入黃酒和醋，用小火燉至熟爛，加鹽少許，每日食用。

【功能】補虛損，退虛熱，袪風濕，活血止血。適用於白血病便血兼消瘦、低熱者。

第十節 中毒

中醫對中毒的急救和論治，歷代總結了不少經驗，如隋·巢元方《諸病源候論·蠱毒病諸候》中，把中毒的內容和範圍，總概為食物中毒、飲酒過量中毒、藥物中毒等。若不能及時救治，將會危及生命。因此，熟悉常見中毒的臨床表現，掌握其搶救措施，可減少中毒的死亡率。

一、食物中毒

食物中毒，是指食用了不利於人體健康的食品而導致的急性中毒性疾病，食物中毒包括細菌食物中毒（如大腸桿菌食物中毒等）、化學性食物中毒（如農藥中毒等）、動植物性食物中毒（如木薯、扁豆中毒）、真菌性食物中毒（毒蘑菇中毒）等。食物中毒來勢兇猛，在短時間內，吃上述食物的人，單個或同時發病，以噁心、嘔吐、腹痛為主，往往伴有發燒。吐瀉嚴重的，還可發生脫水、酸中毒，甚至會出現休克、昏迷等症狀。

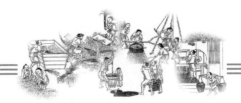

（1）飲食中毒煩滿，治之方

【來源】東漢・張機（仲景）《金匱要略・果實菜穀禁忌並治第二十五》。

【處方】苦參三兩，苦酒一升半。

【用法】上二味，煮三沸，三上三下，服之吐食出即差，或以水煮亦得。

【功能】清熱燥濕，催吐解毒。主治食物中毒，煩滿。

【附注】本方在東晉・葛洪《肘後備急方》、唐・孫思邈《備急千金要方》、宋・郭思編纂《千金寶要》、明・李時珍《本草綱目》等醫籍中，均有收載。李氏並在《本草綱目・草部第十三卷》中曰：「治療卒中噁心痛（指胃脘痛），上兩味煎煮約減半，去渣，強壯者頓服之，老小分作二三服。」

（2）土家族止嘔方

【來源】出自《土家族方》。

【處方】老大蒜 10 克，明礬 10 克，蓖麻子 10 克，山西老陳醋 15CC，麵粉適量。

【用法】將前 3 味搗爛，加入老陳醋、入麵粉調成糊狀，敷於兩足心湧泉穴，外用紗布包紮固定。1 小時內可起到止嘔作用。

【功能】溫胃散寒，降逆止嘔。治療因食物中毒而導致消化不良，嘔吐而不能服藥者。

【附注】獻方人稱，此方經臨床反覆驗證，效果顯著。方中蓖麻子有毒，切忌內服。

二、酒精中毒

酒精（乙醇）中毒，其臨床症狀主要表現為面色潮紅、兩眼充血、噁心、嘔吐、眩暈、語無倫次，步態蹣跚、昏睡、呼吸緩慢；嚴重者

可出現瞳孔放大、抽搐、大小便失禁、昏迷等現象。中毒現象若屬前者，酌情選用下列藥醋方，即可緩解症狀或解除乙醇中毒；若屬嚴重乙醇中毒，應及時送往醫院進行搶救。

（1）糖醋醒酒方

【來源】出自《民間驗方》。

【處方】食醋 30CC，白糖 15 克。

【用法】將白糖加入醋中，並加入少量白開水，攪勻頓服。

【功能】清熱利水，散瘀解毒。適用於酒精中毒。

【附注】本方為民間驗方。據山西省長治市第三人民醫院劉啟榮介紹，酒精與醋相遇，會產生醋酸乙酯，使酒精和醋都失去原來的特性，所以醋能解酒。如無糖或忌糖時，亦可只喝幾口食醋。

（2）陳醋解酒方

【來源】出自《民間驗方》。

【處方】紅糖 25 克，生薑三片，陳醋 50CC。

【用法】將上 3 味，水煎服。

【功能】溫中和胃，利水解毒。適用於酒精中毒。

（3）醒酒方

【來源】出自《民間驗方》。

【處方】松白菜、食醋各適量。

【用法】當菜食用。

【功能】清熱除煩，通利腸胃。適用於酒精中毒。

三、半夏、南星、砒霜中毒

半夏、南星、砒霜中毒，臨床主要表現為口舌、四肢及全身麻木，

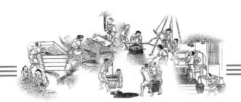

痛覺減退或消失；並有噁心、嘔吐、腸鳴亢進、腹痛、腹瀉、流涎、心率加快、心律不齊、血壓下降等症。嚴重者可出現昏迷、休克、呼吸衰竭或急性心源性腦缺血等綜合症。

（1）治半夏、南星中毒方

【**來源**】出自《民間驗方》。

【**處方**】醋 30 ～ 60CC，薑少許。

【**用法**】上 2 味，混勻，內服。

【**功能**】和胃止嘔，散瘀解毒。適用於半夏、南星中毒。

（2）治砒霜中毒方

【**來源**】明·李時珍（東璧）《本草綱目·穀部第二十五卷》。

【**處方**】釀醋不拘多少。

【**用法**】將釀醋灌服，得吐即癒。不可飲水

【**功能**】殺邪毒，散水氣。用於砒霜中毒。

四、誤食鹼性物中毒（燒鹼、碳酸鈉等）

鹼性物中毒，主要包括氫氧化鉀、氫氧化鈉、碳酸鉀、碳酸鈉等。若誤食以上鹼性毒物中毒者，臨床可見上腹部有劇烈燒灼感、口腔黏膜腐蝕、糜爛、嘔出血性物、聲嘶、吞嚥困難，脈弱；以後可形成食道狹窄；嚴重的可發生胃腸穿孔、虛脫等症。急救強鹼中毒，可用稀醋酸、淡醋、檸檬水或橘子汁等弱酸中和劑，但碳酸鹽中毒時忌用。

（1）治鹼中毒方

【**來源**】出自《民間驗方》。

【**處方**】醋 30 ～ 60CC（或更大量，視中毒程度而定）。

【**用法**】內服。醋有中和鹼的作用。

【功能】散瘀解毒。適用於鹼中毒。

五、輕度瓦斯中毒

瓦斯中毒，屬於一氧化碳中毒。當人體經肺吸收入血後，與血紅蛋白結合成為碳氧血紅蛋白，失去運氧能力，引起組織缺氧而造成急性中毒。輕度中毒，可見頭痛、頭暈、噁心、嘔吐、下肢無力或昏迷等現象。若能及時救治，數小時內則可轉危為安；如果中度中毒或重度中毒，則非本藥救治範圍之列。

（1）瓦斯中毒方

【來源】出自《民間驗方》。

【處方】醋 50CC。

【用法】上 1 味，加入等量冷開水，緩緩飲服。

【功能】散瘀解毒。適用於輕度瓦斯中毒。

（2）治「狼煙入口」方

【來源】明‧李時珍（東璧）《本草綱目‧穀部第二十五卷》。

【處方】醋不拘量。

【用法】上 1 味，以醋少許飲之。

【功能】散水氣，殺邪毒。適用於狼煙入口。

【附注】狼煙入口，在中醫術語中無此病名。但是，在我國成語中，狼煙則是指古代邊防報警時燒狼糞升起的煙。借指戰火，諸如狼煙四起、狼煙滾滾等。本方乃李時珍之「祕方」，編者認為：李氏《本草綱目》中所謂「狼煙入口」，是借此比喻人們在燒柴火或煤煙時，被滾滾四起的「狼煙」入口（即呼吸道）而導致的中毒之症。所以將該方列入「輕度瓦斯中毒」條。

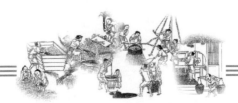

（3）瓦斯中毒方

【來源】出自《民間驗方》。

【處方】陳醋 150 ～ 200CC，石灰石（俗稱青石）以足用為度。

【用法】搶救時，先使患者口鼻通暢，將陳醋放入碗內。取呈片狀的石灰石在爐上灼紅，鉗夾投入碗內，同時將醋碗移近中毒者口鼻。當灼熱的石灰石淬入陳醋中時，即會產生濃烈的醋蒸氣，刺激患者發生深呼吸運動。一般患者只要能吸入此種蒸氣二、三口，即可望獲救；輕度昏迷者 15 ～ 20 分鐘，重者 30 分鐘左右多能復甦。在搶救過程中，要特別強調大開門窗，最好將患者移到空氣新鮮，沒有爐火之處，但要蓋好被子，注意保溫。

【功能】治療一氧化碳中毒。陳醋有散瘀解毒，宣陽平肝，散邪斂正之功，能治血運、昏卒等證。石灰石經火煆後變為石灰，其性至烈、辛，能散能行。以性至烈且能散能行的紅熱石灰淬入善入血分、散邪斂正的陳醋中，能迅速達到清營開竅的目的。現代醫學研究證明，陳醋在高熱下霧化所產生的蒸氣，經呼吸道刺激中樞神經，從而能恢復正常的呼吸功能。

第三章　中醫外科疾病

　　中醫外科學是中醫學的一個分科，其內容包括瘡瘍、皮膚病、肛門病和外科等雜病。由於醫學的發展，分工愈來愈細，以上各科都先後歸屬於有關專科。而急腹症、泌尿系統疾病等，以前屬中醫內科範圍，因中西醫結合工作的開展，這些病種則逐漸歸入中醫外科學範疇。現根據中醫界外科權威人士顧伯華等專家主編出版的《實用中醫外科學》（1985年11月第1版）為藍本，結合本「藥醋療法」之特點，分別按瘡瘍病、外傷科、骨傷科、脈管病、內癰、急腹症、肛腸病等病症類，分別進行整理。

第一節 瘡瘍

瘡瘍是各種致病因素侵襲人體後引起的體表化膿性疾患。其中包括急性、慢性兩大類，是外科範圍中最普遍最常見的疾病。

一、癤（急性化膿性炎症）

癤是一種生於皮膚淺表的急性化膿性疾患，隨處可生，發於暑天者，又稱「熱癤」。初起色紅、灼熱、疼痛、突起根淺，腫勢範圍多在 1～2 寸，有出膿即癒的特點。也可因治療或護理不當而形成「蝼蛄癤」（俗稱「螻蛄頭」，或呈反覆發作，日久不癒的稱「多發性癤」），相當於現代醫學的急性化膿性炎症。

（1）鮮大蒜陳醋方

【來源】出自《民間驗方》。

【處方】鮮大蒜汁、陳醋各等份。

【用法】取上藥放入砂鍋內，用小火煎成膏狀，用時將藥膏塗在敷料上，外敷患處，每日換藥 1 次。

【功能】殺蟲解毒，散瘀消腫。主治瘡癤、癰腫。

【附注】本方亦收載於《赤腳醫生雜誌》（1975）。據山西省長治市第三人民醫院劉啟榮介紹：本方對瘡癤、癰腫初起療效可靠。

（2）五倍子醋膏方

【來源】出自《民間驗方》。

【處方】五倍子 10 克，醋適量。

【用法】將五倍子研粉，過 100 目篩，用醋調成糊狀，敷於癤腫

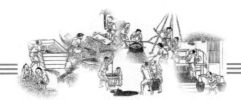

止，厚約2公分，每日更換1～2次，每次換藥需清潔創面，或塗癧腫四周。若治療枕部癧腫，先剃光枕部頭髮，清潔消毒後方可進行。

【功能】散肺消腫，解諸熱毒。可拔除癧子膿栓、枕部癧腫。

【附注】《中藥大辭典》臨床報導：曾用本藥共治20例枕部癧腫，除2例不斷出現新癧外，餘18例均經3～9天治癒。另據《中國民族民間祕方大全》報導：本方曾治療蜂窩組織炎156例，治癒率達86%，無不良反應。

（3）豬腦膏

【來源】清·顧世澄《瘍瘡大全》。

【處方】公豬腦子1個，好醋適量。

【用法】將豬腦放鍋內，入好醋浸泡透，用火煎成膏藥樣，取出，隨瘡大小貼之。先用小米泔水洗淨瘡上，貼膏2～3日，揭看，內生肉芽，再用小米泔煎洗，又貼3～5日，肌肉長平。

【功能】補骨髓，益虛勞。治療瘡瘍，生肌長肉。

🐝 二、外癰（急性化膿性淋巴結炎）

外癰是一種發生於體表的急性化膿性疾患。其特點是局部光軟無頭，紅腫熱痛，結塊範圍多在3～4寸，發病迅速，易腫、易膿、易潰、易斂，且發無定處，隨處可生。這裡的癰證，不是現代醫學所稱的「癰」，其中絕大多數屬皮膚淺表膿腫和發生在各個部位的急性化膿性淋巴結炎。

（1）麵醋方

【來源】唐·孟詵撰《食療本草》。

【處方】白麵粉，醋各適量。

【用法】醋熬白麵為膏，塗於患處。

【功能】補中益氣，化瘀解毒。治療一切癰腫，燙火傷。

【附注】本方明‧李時珍《本草綱目‧穀部第二十二卷》亦有收載。

（2）黃醋敷方

【來源】梁‧陶弘景（東晉‧葛洪原著）增補《補輯肘後方》。

【處方】大黃 10 ～ 20 克，苦酒（醋）1 杯。

【用法】取大黃搗篩，每取藥末 3 ～ 4 克，以苦酒調和貼腫疼處，藥乾即易。每日 3 次，即瘡減不復作，膿自消除。

【功能】瀉實熱，行瘀滯，解毒消腫。治療癰腫振焮不可根（忍）。

【附注】本方清‧王士雄撰《隨息居飲食譜》及《中藥大辭典》中均有收載。明‧李時珍在《本草綱目‧草部第十七卷》中，亦有收載。其曰：「癰腫焮熱作痛，大黃末，醋調塗之，燥即易，不過數易即退，其驗神方也。」

（3）一筆消

【來源】清‧葉桂（天士）《種福堂公選良方》。

【處方】雄黃、膽礬、硼砂、藤黃、銅綠、皮硝、草烏各 30 克，麝香 6 克，蟾酥、醋各適量。

【用法】將前 8 味藥研為極細末，和蟾酥為條狀，如筆管大。用時以醋磨濃，將新筆蘸藥塗四周，連塗數次即癒，屢用屢驗。

【功能】清熱解毒，消腫散結。主治一切癰腫。

【附注】本方中藤黃、草烏、膽礬、銅綠、雄黃等均有大毒，用時宜慎，勿塗在潰破處，切忌入口，非醫者切勿妄投。

三、無名腫毒

無名腫毒，又名腫瘍、虛瘍。屬驟然於體表局部發生紅腫的一種

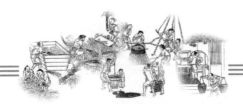

症候，因無適當名稱，故名。症狀或痛或癢，嚴重者焮赤腫硬，患部附近淋巴結腫大。可因內有鬱熱，或感受外邪風毒而發。本病屬於發無定處難於命名之癰疽瘡瘍。

（1）金果欖醋磨方

【來源】清·趙學楷《百草鏡》。

【處方】金果欖、醋各適量。

【用法】金果欖，磨醋取汁，敷於患處，露出患頭。初起者消，已成者潰。

【功能】清熱解毒，散瘀消腫。治療無名腫毒初起。

（2）胡蘆化毒丹

【來源】清·祁坤（廣生）《外科大成·卷四方》。

【處方】大黃、黃柏、遠志各等份，豬膽汁、雄黃、米醋各適量。

【用法】前3味，為末，豬膽汁和成錠，雄黃為衣，陰乾，用時以米醋磨如墨，以鵝翎蘸藥，頻塗患處。

【功能】清熱燥濕，瀉火解毒。治一切腫毒熱癤。

（3）鯉鯪丸

【來源】清·趙學敏（恕軒）《串雅內編·卷一方》。

【處方】當歸尾15克，大黃、荊芥、桔梗、炙乳香、炙沒藥各6克，黃芩、連翹各9克，防風、羌活各7.5克，朱砂4.5克，全蠍3克，蟬蛻20個，僵蠶25條，黃明膠（土炒）30克，雄黃2.1克，蜈蚣4條（分作四份，分別用薑汁擦、醋擦、香油擦、酥擦炙各一條），穿山甲120克（分作四份，分別用紅花、皂角、紫草、蘇木各15克煎湯煮，焙乾），醋適量。

【用法】上藥共研細末，醋糊為丸，每丸重3.6克，朱砂為衣，

瓷瓶收貯，內用麝香 1.5 克，以養之，每服 1 丸，滾酒送下。

【功能】疏風清熱，化瘀解毒。治療一切無名腫毒，已成或未成膿者，亦治瘰癧。

四、有頭疽（癰）

有頭疽，係生於體表與軟組織之間的陽性瘡瘍。即現代醫學屬外科之「癰」。本病的特點是初起局部皮膚上即有粟粒樣膿頭，焮熱紅腫脹痛，易向深部及周圍擴散，膿頭相繼增多，潰爛之後，狀如蓮子蜂窩。一般多發生於項後、背部，而以成年後、中年和老年的患者為多。

（1）紅豆醋敷方

【來源】南北朝·陳延之撰《小品方》。

【處方】紅豆、醋各適量。

【用法】紅豆，研末，醋敷之，亦消。

【功能】解毒，消腫，止痛。治療癰疽初作。

（2）茄葉黑醋方

【來源】元·僧人繼洪輯《嶺南衛生方》。

【處方】白茄葉不拘多少，黑醋適量。

【用法】上 1 味搗爛，和黑醋煮，外敷患處。

【功能】散瘀和血，消腫止痛。治療癰疽膿成不潰。

（3）香油米醋煎

【來源】出自《民間驗方》。

【處方】香油 10CC，米醋 30CC。

【用法】二藥混合，大火煎沸，候溫。用消毒棉棒蘸藥擦塗患處，

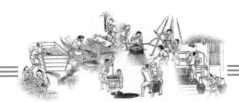

隨乾隨擦，藥盡為度。未化膿前，擦癰腫全部；已膿者擦瘡口四周，勿使藥液流入瘡口內。擦後用生理鹽水清洗瘡口，覆蓋消毒敷料。治療期間忌房事，忌酒、菸、辛辣刺激性飲食。

【功能】行水解毒，散瘀止痛。治療癰疽腫毒。

【附注】河南新野縣衛生職業中專附院王廣見用本法臨床驗證 84 例，均獲痊癒。其中治療 2～4 日痊癒 37 例，5～7 日內痊癒 40 例，8 天以上痊癒 7 例。

（4）壁虎散

【來源】出自《民間驗方》。

【處方】壁虎 1 條，雞蛋 1 顆，醋適量。

【用法】取雞蛋在頂端敲一小孔，將壁虎 1 條貫入，用皮紙封口，懸於屋簷下。7～10 天後待壁虎已腐，用陰陽瓦焙成灰，研細，裝入瓷瓶中備用。使用時，剪一塊比膿腫或創面稍大的布，中心剪一小孔，再取麵粉加適量的醋，調成糊狀，攤勻於布上，用壁虎散撒於麵糊上，貼於患處，每日換藥 1 次。

【功能】解毒消腫，化腐生肌，斂瘡收口。治療癰之初期，成膿期以及久不收口的潰瘍。

【附注】本方為南京中醫學院孟澍江之家傳方，適用於瘡瘍未化膿或已成膿者，或皮膚潰瘍久不癒合者。據孟澍江驗案舉例：宋○○，男，42 歲。左小腿前側有一個 4 公分 ×6 公分的潰瘍，歷時年餘未癒，經用上方 2 週後，瘡面基本癒合，1 個月後痊癒。另：製作本藥時注意不可使用鐵鍋焙灰。

（5）黃耆雄黃食醋方

【來源】出自《民間驗方》。

【處方】雄黃 15 克，黃耆、白芷各 10 克，乳香、沒藥、大黃各

5 克，蘇打粉、食醋各適量。

　　【用法】將前 6 味共研細末，拌勻。治療時，先於潰瘍面撒上適量的藥用蘇打粉，再用食醋清洗到無沫為度，抹乾並敷上藥粉固定。1 日換藥 1 次。

　　【功能】益氣斂瘡，散瘀消腫。治療癰疽。

　　【附注】江蘇省南京中醫學院劉學華稱：曾用本方治療癰疽65 例，用藥 3 ～ 11 日全部治癒。另：雄黃有毒，僅供外用，內服不宜。

五、有頭疽──「發」（蜂窩性組織炎等）

　　有頭疽，大多數屬於陽證，相當於現代醫學所稱的「癰」。但在文獻中，也有把「發」命名為「癰」的，如臀癰；也有命名為「發」的，如腦後發；也有以「疽」、「發」同稱的，如「發腦疽」、「發背疽」等。這是因為生在項後或背部等處的有頭疽，易向外擴展變大，常併發為現代醫學所稱的「蜂窩性組織炎」所致。所以有的文獻中說：癰疽大者謂之「發」，即是此意。

（1）烏龍膏

　　【來源】明·李時珍（東璧）《本草綱目·穀部第二十二卷》。

　　【處方】小粉（陳年者、炒）250 克，陳米醋 1000CC。

　　【用法】用陳年小粉（小麥粉洗製麵精，去麩後沉澱的澱粉），愈久者愈佳，以鍋炒之。初炒如餳，久炒則乾，成黃黑色，冷定研末。陳米醋調成糊，熬如黑漆，收存瓷罐中。用時攤紙上，剪孔貼患處，即如冰冷，疼痛即止。稍頃覺癢，乾亦不能動。久則腫毒自消，藥力亦盡脫落，甚妙。據時珍曰：此方蘇州杜水庵所傳，屢用有驗。藥易而功大，濟生者宜收藏之。

　　【功能】清熱解毒，散瘀消腫。治療一切癰腫發背，無名腫毒，初發焮熱未潰者，取效如神。

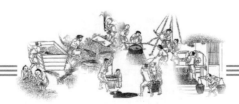

【附注】《中藥大辭典》臨床報導：用本法治療外科感染，取陳小麥 1 千克，加水 1.5 千克，浸泡 3 天後搗爛、過濾、去渣，濾液沉澱後取沉澱物曬乾，小火炒至焦黃研細。臨用時將藥粉加醋適量調成糊狀，外敷瘡癤、丹毒等患處，日 2 次，已潰者敷瘡口四周。據數千例觀察，有效率在 90％以上。

（2）麻油醇醋方

【來源】南宋・楊士瀛（仁齋）《仁齋直指》。

【處方】胡麻油 500 克，醇醋兩碗。

【用法】胡麻油，銀器煎 20 沸，和醇醋兩碗，分 5 次，一日服盡。

【功能】潤燥通便，解毒生肌。治癰疽發背，初作即服此，使毒氣不內攻。

【附注】發背，病名。為有頭疽生於背部者。由於臟腑腧穴皆在於背，故本病多因臟腑氣血不調，或火毒內鬱，或陰虛火盛凝滯經脈，使氣血壅滯不通而發。又因發病部位不同而有上發背、中發背、下發背；後世又有上搭手、中搭手、下搭手之分；因形態不同而有蓮子發、蜂窩發之稱。證治同有頭疽。本方明・李時珍《本草綱目・穀部第二十二卷》中，亦有收載。

（3）三神膏方

【來源】北宋・趙佶敕撰《聖濟總錄》。

【處方】麥飯石（取此石碎如棋子炭火燒赤，投米醋中浸之，如此十次，研末篩細，入乳缽內，用數人更碾 5 ～ 7 日，要細膩如麵）120 克。鹿角一具（要生取連腦骨者，其自脫者不堪用，每 2 ～ 3 寸截之，炭火燒令煙盡即止，為末研細）60 克。白蘞（生研末）60 克，三年米醋 500CC。

【用法】將三年米醋入銀石器內，煎令魚目沸，旋旋入藥在內，

竹杖子不住攪，熬 1～2 小時，稀稠得所，傾在盆內，待冷以紙蓋收，勿令塵入。用時，以鵝翎拂膏，於腫上四圍赤處盡塗之，中留錢大洩氣。如未有膿即內消，已作頭即撮小，已潰即排膿如湍水。若病久肌肉爛落，見出筋骨者，即塗細布上貼之，乾即易，逐日瘡口收斂。但中隔不穴者，即無不瘥。已潰者，用時先以豬蹄湯洗去膿血，故帛挹乾，乃用藥。其瘡切忌手觸動，嫩肉仍不可以口氣吹風。初時一日一洗一換，十日後二日一換。此藥要極細，方有效；若不細，塗之即極痛也。此方孫真人千金月令已有之，但不及此詳悉耳。

【功能】溫經散寒，活血解毒。治療發背自內出外，熱毒中隔，上下不通，漸積膿腫。

【附注】本方宋·唐慎微《政和本草·卷五》、明·李時珍《本草綱目·石部第十卷》均有收載，方名為麥飯石膏。並引【頌】曰：「大凡石類多主癰疽。世傳麥飯石膏，治發背甚效，乃中嶽山人呂子華祕方。裴員外咯之以名第，河南尹脅之以重刑，呂寧絕榮望，守死不傳其方。」可見本方來之不易，千金難求。

六、無頭疽（化膿性骨髓炎等）

無頭疽，係指發於筋骨肌肉之間或肌肉深部的陰性瘡瘍。本病多因毒邪深陷，寒凝氣滯而釀成。患部漫腫無頭，皮色晦暗，病程多纏綿，甚至傷筋爛骨。多數生在脅肋及四肢，因初起無頭，所以稱之為「無頭疽」。相當於現代醫學的化膿性骨髓炎、骨結核等疾病。其中亦包括附骨疽、流痰、肩疽等多種病症。

（1）鵝蛋殼米醋方

【來源】清·余成（集齋）《急救方》。

【處方】新生鵝蛋殼 1 個，米醋適量。

【用法】將鵝蛋殼燒灰存性，為末，用醋調勻，敷於患處。

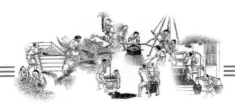

【功能】攻毒殺蟲，散瘀通經。治療癰疽無頭。

（2）推車蟲大麥米醋方

【來源】出自《土家族方》。

【處方】推車蟲 30 克，大麥麵、米醋各適量。

【用法】推車蟲合大麥麵、米醋共搗爛如泥，外敷患處。每天換藥 1 次，直至膿盡，死骨排出體外為止。

【功能】攻毒殺蟲，破瘀通經。主治化膿性骨髓炎。

【附注】湖北省來鳳縣翔鳳鎮老虎洞衛生所楊洪興稱：此方經臨床驗證，效果滿意。另：本方中推車蟲性味鹹寒，有毒，使用時宜慎，皮膚潰破處勿用，更忌入口。

（3）蜈蚣香粉醋糊方

【來源】出自《白族方》。

【處方】蜈蚣 3 條（青石上研細粉），香粉（婦女擦臉用的香粉）10 克，醋適量。

【用法】將前兩味藥，用醋調成糊狀，用雞毛蘸塗患處。

【功能】祛風攻毒，散瘀消腫。治療骨結核潰不收口。

【附注】雲南省大理白族自治州賓川縣人民醫院張洪輝稱：用此藥塗後不久，爛肉、爛骨、膿血即可排出，將癒時，奇癢，屬正常反應。

七、流注（膿血症、肌肉深部膿腫等）

流注，流者行也，注者往也。流注即邪毒流竄到哪裡，就停止到哪裡發病的意思。它是發於肌肉深部的多發性膿腫。其特點是初起漫腫疼痛，皮色如常，好發於四肢、軀幹肌肉的深處。由於發病的原因、部位及臨床表現不同，又分為濕痰流注、瘀血流注等不同病種。本病相當於西醫的膿血症、肌肉深部膿腫和髂窩膿腫等。

（1）南蛇藤根醋敷方

【來源】出自《民間驗方》。

【處方】南蛇藤根 30 克，醋適量。

【用法】南蛇藤根煎服，根皮研末醋調，敷患處。

【功能】消腫解毒，行氣散瘀。治療流注，附骨疽。

【附注】流注，病名。即肢體深部組織的化膿性疾病。由於病邪內侵，當氣血虛弱時，流竄不定，致使肢體深部發病，肌肉組織結塊或漫腫，有單發或多發，久而成膿，潰後膿盡可癒，或此癒彼發。附骨疽，病名。又名多骨疽、朽骨疽。本病可發於全身骨骼。初起多見寒熱往來，病處多漫腫無頭，皮色不變，繼則筋骨疼痛如錐刺，甚至肢體伸屈旋轉困難。久則鬱而化熱，肉腐成膿，潰後稀膿淋漓不盡，色白腥穢，不易收口，形成竇道或有死骨排出。相當於骨髓炎、骨結核。本方在《中藥大辭典》、《中草藥學》等醫籍中，均有收載。

（2）神仙外應膏

【來源】清·顧世澄（練江）《瘍醫大全·卷二十五方》。

【處方】川烏 500 克，醋 1500CC，升麻、皮硝、生薑各適量。

【用法】將川烏研為末，加醋慢火熬成醬色，先用升麻、皮硝、生薑煎水洗局部，然後將此藥敷於患處。

【功能】祛風除濕，散瘀化痰。治療濕痰流注。

【附注】濕痰流注，流注病的一種。因脾虛氣弱，濕痰內阻，複感邪毒，流溢於營衛肌肉之間。《瘍醫大全·卷二十九》：「濕痰流注初起腫痛無頭，皮色不變，久而不治，則發熱作膿。」潰後膿液稀白，膿盡漸癒。另：方中川烏有大毒，使用時宜慎，皮膚潰破處勿用，更忌入口。非醫者不可妄投。

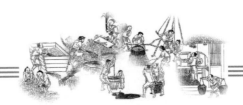

（3）熨風散

【來源】元・齊德之《外科精義・卷下》引《玉於子中箱集》。

【處方】羌活、防風、白芷、當歸、芍藥、細辛、芫花、吳茱萸、官桂各3克，赤皮連鬚蔥240克，釀醋適量。

【用法】前9味藥，研為細末，取連鬚蔥搗爛，同藥末和勻，醋拌炒極熱，帛裹熨患處，稍冷即換。

【功能】溫經散寒，化瘀止痛。主治風痛、流痰、附骨疽及風濕痹所致的筋骨疼痛。

【附注】流痰，病名。骨關節慢性破壞性疾病兼有膿腫者。本病變在破壞過程中，少有新骨形成，當膿腫形成後可以流竄，潰後膿液稀薄如痰，故稱流痰。為無頭疽的一種，相當於骨與關節結核。多發於兒童與青年，患者常有肺結核病史。發病部位以脊椎、髖關節為多，次為膝、踝、肩、腕關節。其病因多為先天不足，或久病腎陰虧損，骨髓不充，外邪乘虛而入，痰濁凝聚；或跌仆損傷，氣血不和而誘發。本方在《中醫大辭典》、《中華名醫方劑大全》中，均有收載。

八、瘭疽

瘭疽，又名蛇瘴、蝦眼等，南方稱著毒。由外傷染毒入於肌膚筋骨所致，或臟腑火毒凝結而成。其症隨處可生，好發於手、足指端。《外科大成・卷四》曰：「瘭疽……初出紅點，次變黑色，小者如黍如豆，大者如梅如李，腫痛應心，腐爛筋骨，膿如小豆汁。」本病泛指體表的一種化膿性感染，但今習稱之瘭疽，僅指手部感染，與本病古義略異。

（1）牛脂陳醋方

【來源】唐・孫思邈《備急千金要方・卷二十二方》。

【處方】三年醋、牛脂各適量。

【用法】三年醋滓，微火煎令稠，和牛脂敷上，每日換藥 1 次。

【功能】散瘀解毒，化腐生肌。治療瘰疽，亦治癰疽發背。

（2）七葉一枝花醋敷方

【來源】出自《土家族方》。

【處方】七葉一枝花 1 個，地苦膽 1 個，醋適量。

【用法】將前兩味藥加醋共磨成醬，塗患處，乾後再擦，1 日數次。

【功能】清熱解毒，散瘀消腫。主治瘰疽。

【附注】湖北省來鳳縣藥品檢驗所錢禎介紹：使用本方治療數十餘例，均獲痊癒。

（3）青羖羊膽和醋方

【來源】明·李時珍（東璧）《本草綱目·獸部第五十卷》。

【處方】青羖羊膽一枚，醋適量。

【用法】用青羖羊膽，和醋食之。

【功能】疏風清熱，散瘀解毒。治療疳濕時行瘭瘡。

【附注】瘭瘡，病症名。又名瘭漿瘡。《小兒衛生總微論方》曰：「小兒生瘭漿瘡者，由風熱毒氣客於皮膚，生瘭漿而潰成瘡，博於氣血而所作也。始生如火燒湯燙，作泡而起，尋即皮破，瘭漿出以成瘡，亦甚疼痛，漸引相續而生，有至遍身潰爛。」

九、顏面部疔瘡

　　顏面部疔瘡，是指發生在顏面部的急性化膿性疾病。相當於西醫的顏面部的癤和癰。其特徵是瘡形如粟，堅硬根深，如釘丁之狀。全身熱毒症狀明顯，病情變化迅速，易成「走黃」之變。一般多發於額前、顴、頰、鼻、頦、口唇等部位。本病主要因火熱之毒為患，復經感染

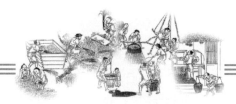

毒邪，蘊蒸肌膚，以致氣血凝聚而成。

（1）治唇疔方

【來源】 出自《民間驗方》。

【處方】 榕樹膠汁 5～10CC，米醋適量。

【用法】 折嫩枝，承取榕樹膠汁，即以米醋相調和，外用塗敷患處，每日 2 次。

【功能】 祛風瀉火，涼血解毒。治療唇疔。

【附注】 唇疔，係指疔生唇上，多由脾胃二經火毒上攻所致。症見疔生於上、下唇或口角處，初起如粟如芥，形小根深，周圍有紅而堅硬的根盤，可有白色瘡頭，自覺麻木癢痛，甚則紅腫劇痛，壯熱煩渴，二便不利，觸破或擠壓瘡頭，易至疔瘡走黃，可見唇面俱腫，瘡色發黯，神昏譫語等症。本方在《中醫大辭典》、《中藥大辭典》、《嶺南采藥錄》、《福建中草藥》中，均有收載。

（2）山丹花蕊醋調方

【來源】 元·齊德之《外科精義》。

【處方】 山丹花蕊、香白芷各 6 克，牛蒡子根（春採，去皮）、皂角刺、蒼耳芽、大力子各 15 克，雄黃 30 克，好醋適量。

【用法】 將前 7 味藥共研細末，用好醋調勻，塗於紙上，敷貼於患處。

【功能】 清熱散結，殺蟲解毒。主治面部疔瘡初起。亦療諸惡瘡初生。

【附注】 本方中雄黃有毒，使用時宜慎，皮膚潰破處勿用，切忌入口。

醋療驗方：中國歷代日常生活常見病療法

十、手足部疔瘡（甲溝炎等）

本病是發生於手足部的急性化膿性疾患。其發病率高，以手部多於足部。臨床上具有發病較急，紅腫熱痛明顯，化膿後易損筋傷骨為特徵。因為部位和形態預後的不同，故名稱各異。如蛇頭疔、沿爪疔、足底疔等。病名雖異，而其病因、症狀、治療大致相同。故統名手足部疔瘡。本病相當於現代醫學的甲溝炎、化膿性指頭炎、手指化膿性腱鞘炎、足底皮下膿腫等。

（1）大黃醋敷方

【來源】出自《傈僳族方》。

【處方】生大黃 30 克，醋適量。

【用法】將大黃洗淨晾乾，研末備用。每用時，以醋調成糊狀（小兒醋稀釋後用），將局部清洗後外敷患處，每日或隔日換藥 1 次。

【功能】消癰解毒，散瘀除症。主治手指、足趾甲溝炎。

【附注】①雲南省宏州藥檢所段國民稱：大黃粉調醋外敷具有活血化瘀、抑菌消炎、收斂和消除局部炎性水腫的作用。用此方治療甲溝炎，一般用藥 1～2 週即可告癒。②據江蘇省連雲港第二人民醫院李國仁臨床報導，曾用本方治療甲溝炎 15 例，痊癒 14 例。③山西人民印刷廠衛生所趙秋生、山西省紡織品進出口公司衛生所馬管敏，亦用本法治療手指、足趾甲溝炎各 1 例，換藥 3 次均癒，療效確切。

（2）山慈菇米醋方

【來源】出自《民間驗方》。

【處方】山慈菇（鮮）25 克，醋 3CC。

【用法】將山慈菇洗淨，搗爛，加米醋和勻稍加溫，用塑膠薄膜包敷患指，每日換藥 1 次。

【功能】清熱解毒，消腫散結。治療膿性指頭炎。

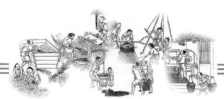

【附注】廣西靖西縣 54261 部隊醫院陳卓全臨床報導：用上法治療膿性指頭炎 7 例，全部治癒，平均治癒天數為 3.3 天。如一例 21 歲女患者，右食指赤腫焮痛，夜臥不安並伴發熱 2 日，曾外敷魚石脂軟膏 2 日無效。遂用本法治療 1 天後，焮痛若失，3 天後腫消而癒。

（3）仙人掌醋磨方

【來源】宋·竇默（漢卿）《竇太師外科全書》。

【處方】仙人掌、米醋各適量。

【用法】上件，以仙人掌磨米醋，暖塗。

【功能】清熱解毒，消腫止痛。治療手心毒（手掌部感染）。

（4）烏梅酒

【來源】宋·唐慎微約撰《證類本草·卷二十三方》。

【處方】烏梅仁、醋各適量。

【用法】烏梅仁，杵為末，苦酒和。以指漬之，須臾癒。

【功能】消腫排膿，活血止痛。主治代指（即瘡發指端，甚則爪甲脫落者）。

【附注】本方分別在《直指方·卷二十四》、《仙拈集·卷二》、《聖濟總錄》、《本草綱目·果部第二十九卷》中，均有記載。

（5）生薤熱醋方

【來源】明·李時珍（東璧）《本草綱目·菜部第二十六卷》。

【處方】生薤一把、苦酒（醋）適量。

【用法】生薤，用苦酒煮熟，搗爛，塗瘡上，癒乃止。

【功能】清熱解毒，散瘀生肌。治療手指赤色，隨月生死。

【附注】本方源自《肘後備急方》，東晉·葛洪撰。唐·孫思邈《備急千金要方》中，亦有收載。

（6）豬脂醋膏方

【來源】唐·孟詵撰《孟氏必效方》。

【處方】黃耆 60 克，竹茹 30 克，豬脂 500CC，苦酒 150CC。

【用法】將前兩味藥，用苦酒浸一宿，入豬油，微火煎成 200CC。去滓，取脂塗瘡上，一日 3 次。

【功能】益氣養陰，清熱涼血。治療甲疽（趾甲邊紅肉突出成疽），時瘥時發者。

【附注】甲疽，又名嵌甲、嵌指。多因剪甲傷肌，或因穿窄鞋甲長浸肉，致使氣血阻遏不通，久則甲旁嫩腫破爛，時浸黃水，胬肉高突，疼痛難忍，觸之更甚。一般剔甲可癒；若潰爛難癒，則外用解毒斂瘡之藥為治；若流膿不止，則按一般潰瘍治療。本方唐·王燾撰《外台祕要》，《中藥大辭典》中均有收載。明·李時珍在《本草綱目·草部第十二卷》中亦云：「甲疽瘡膿，生足趾甲邊，時常舉發者。黃耆二兩，竹茹一兩，醋浸一宿，以豬脂五合，微火上煎取二合，絞去滓，以封瘡口上，日三度，其肉自消。」

十一、疔瘡（四肢軀幹等部位）

疔瘡，泛指多種瘡瘍。《外科精義·卷上》說：「夫疔瘡者，以其瘡形如丁蓋之狀是也。」因其形小，根深、堅硬如釘而得名。或因飲食不節或不潔，或外感風邪火毒，或外傷感毒而發；初起如栗，堅硬根深，繼則嫩紅發熱，腫勢漸增，疼痛劇烈，待膿潰疔根出，則腫消痛止而癒，若處理不當，或熱毒太盛，易致走黃。

（1）治疔腫初起方

【來源】明·李時珍（東璧）《本草綱目·穀部第二十五卷》。

【處方】醋、麵各適量。

【用法】用麵團將疔腫圍住，以針亂刺瘡上。再用銅器煎醋沸，

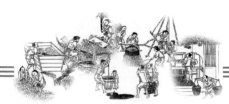

傾入圍中，令容一盞。冷即易，三度即出也。

【功能】殺蟲解毒，散瘀止痛。治療疔腫初起。

（2）回疔飲

【來源】清·李文炳（煥章）《仙拈集·卷四方》。

【處方】蒼耳子（炒）120 克，生甘草 60 克，米醋適量。

【用法】將上藥燒灰存性，米醋調敷。

【功能】散風除濕，消腫止痛，益氣生肌。主治疔瘡。

（3）霹靂火

【來源】明·王肯堂（宇泰）《瘍醫準繩·卷二方》。

【處方】鵝卵石、醋各適量。

【用法】在鐵桶內放置燒紅的鵝卵石，將醋潑在石上，再使患處覆桶上，四周以衣被蓋護，勿令洩氣，以患處出汗為度。

【功能】發汗消腫，散瘀止痛。治療疔瘡。

【附注】霹靂火，即古代治療疔瘡的一種方法。

十二、瘰癧（頸淋巴結結核）

瘰癧，本病多指發生於頸項，甚至連及胸腋，常結塊成串，累累如貫珠之狀，故名。本病多因肺腎陰虛，肝氣久鬱，虛火內灼，煉液為痰，或受風火邪毒，結於頸、項、腑、胯之間。初起時結塊如豆，數目不等，無痛無熱，後漸增大串生，久則微覺疼痛，結塊黏連，推之不移，潰後膿汁稀薄，久不收口，可形成竇道或漏管。相當於西醫的頸淋巴結結核、慢性淋巴結炎。

（1）夏枯草膏

【來源】出自《民間驗方》。

【處方】鮮夏枯草、醋各適量。

【用法】夏至前採鮮夏枯草，用水洗淨，以黃泔水（榨豆腐流下的水）浸泡一晝夜，然後煎熬成濃汁，去渣後再煎收膏，用瓷瓶儲入備用，上覆以醋，以免洩氣變質。使用時，取布一塊，將藥膏加醋調勻，平攤於布上，貼於患處，3 日換藥 1 次。

【功能】清肝瀉火，軟堅化結。治療瘰癧痰核，乳中結核。

【附注】本方係南京中醫學院孟澍江家傳祕方。主要運用於頸項下頜，四肢及背部之大小不一，多少不等，無紅無熱，不硬不痛，推之可移的痰核，以及乳房皮裡膜外形如果核，堅而不痛的乳中結核。驗案舉例：程○○，女，26 歲。右頸項腫塊一年餘，觸之 5 枚，大者如蠶豆，小者如黃豆，呈竄生狀。診為頸淋巴結結核，經用結核藥治療半年餘，未見消褪。用上方治療 1 個月，瘰癧漸消，觀察一年餘未復發。

（2）芥子醋敷方

【來源】梁·陶弘景（東晉·葛洪原著）《補輯肘後方》。

【處方】白芥子、醋各適量。

【用法】小芥子搗細末，醋和做餅子，貼敷患處。

【功能】豁痰利竅，消散癰腫。治療熱毒瘰癧。

【附注】白芥子外敷有發泡作用，如用後起水泡，不必處理，令其自行吸收。皮膚過敏者、孕婦忌用。本方明·李時珍在其《本草綱目·菜部第二十六卷》中曰：治「熱毒瘰癧，小芥子，研末，醋和貼之。看消即止，恐損肉。」

（3）皂角子散

【來源】明·李時珍（東璧）《本草綱目·木部第三十五卷》。

【處方】不蛀皂角子 100 粒，磠砂 6 克，米醋一升。

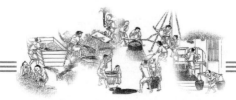

【用法】上藥，同煮乾，炒令酥。看瘰子多少，如一個服一粒，十個服十粒，細嚼米湯下。

【功能】消腫解毒，化瘀軟堅。主治年久瘰癧（頸淋巴結結核）。

【附注】南京中醫院周仲瑛曾用本方治療淋巴結結核患者多例，消瘰之功頗著。驗案舉例：趙○○，女，45歲，患肺結核繼發腸系膜淋巴結結核、結核性腹膜炎，導致臍漏，經西藥抗結核治療，臍漏2年餘不癒，後服此藥3料，臍漏癒合。說明此驗方在民間廣為流傳。本方出自三國時魏人《阮氏經驗方》。元·危亦林《世醫得效方》、清·王清任《醫林改錯》和《中國當代名醫驗方大全》中，均有收載。

第二節 外傷科病

一、燒傷

燒傷是外科常見病之一。人們在生活、生產或工作中，稍加疏忽，就有遭致燒傷的可能。凡火焰、熱水、熱氣、熱油或其他高溫液體、閃光、放射性、電能或化學物質如強酸、強鹼等，均可引起燒傷。但一般以火焰和熱液燙傷為多。

（1）醋淋洗方

【來源】清·王士雄（孟英）《隨息居飲食譜》。

【處方】醋適量。

【用法】用醋淋洗患處。

【功能】散瘀解毒，消腫止痛。治療燙火傷。

【附注】用醋治療燙火傷，此法在民間廣為流傳。①據陝西銅川郭紹義介紹：鄰居家9歲的小男孩不小心被開水燙傷右手，他立即用醋為其沖洗，方法為：燙傷後，若皮膚沒有破損，立即用醋（最好是陳醋）沖洗燙傷部位，然後將疊成4層的衛生紙放在醋中浸濕，貼在

燙傷處，每隔10～15分鐘加一些醋以保持衛生紙的濕潤。半小時後，孩子的燙傷處疼痛消失，也未見起泡。②明‧李時珍《本草綱目‧穀部第二十五卷》亦云：「燙火傷灼，即以酸醋淋洗，並以醋泥塗之甚妙，也無瘢痕也。」③國家藥典委員會副研究員白曉菊點評：根據上述原理，本方有一定的科學道理。選用陳醋效果更佳，因陳醋是以穀物為原料，採用固態發酵法，經長期的陳釀和濃縮，一般需要經過半年多的時間釀製而成，故其功效更強。值得注意的是，本方必須是在皮膚沒有破損的情況下使用，若有皮膚破損則不宜，以防引起感染。

（2）治石灰燒傷

【**來源**】出自《民間驗方》。

【**處方**】5%食醋溶液適量。

【**用法**】外用清洗患部。

【**功能**】散瘀消腫，解毒止痛。治療石灰燒傷。

【**附注**】根據酸鹼中和的原理。試用5%食醋溶液浸洗患部，獲得良好效果。洗後患處的灼熱刺痛及顏面潮紅等症狀能立即解除；如形成腐蝕性潰瘍者，亦可自行結痂癒合。本方在《中藥大辭典》中，亦有收錄。

（3）醋泥敷

【**來源**】明‧李時珍（東璧）《本草綱目‧土部第七卷》。

【**處方**】黃土、釀醋不拘多少。

【**用法**】上兩味，釀醋調黃土，塗之。

【**功能**】散瘀解毒，消腫止痛。治療湯火燒灼。

【**附注**】本方在北宋‧趙佶敕撰《聖濟總錄》中載：「昔有人抱孩子擁爐，不覺落火上，遽以醋泥敷之，至曉不痛，亦無瘢痕。」此方在《談野翁方》中也有記載，撰人撰年不詳。

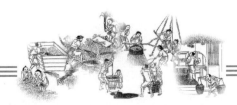

（4）治灸瘡腫痛方

【來源】唐・孫思邈《千金要方》。

【處方】薤白（切）1000 克，豬脂（細切）1000 克，苦酒 3000CC。

【用法】前兩味，以苦酒浸經宿，微火三上三下，去滓，敷上。

【功能】去腐生肌，散瘀解毒。治灸瘡腫痛。

【附注】灸瘡，係指因灸而灼傷局部所形成瘡。《明堂灸經》曰：「凡著艾得瘡發，所患即差；不得瘡發，其疾不癒。」灸瘡形成後，應保持清潔，勤搽膏藥，防止感染，一般經 6～8 週後灸瘡自行癒合脫痂。本方在《中藥大辭典》中，亦有收載。

（5）熟石灰醋塗方

【來源】出自《民間驗方》。

【處方】熟石灰、山西老陳醋各適量。

【用法】以熟石灰加陳醋調為糊狀，塗布於燒傷面，乾燥後及時更換。

【功能】散瘀、消腫、解毒。治療燒燙傷。

【附注】山西省晉中市第一人民醫院陳虹介紹：本方治療燒傷不留疤痕，還有明顯的止痛效果，適用於治療輕、中度燙傷。方法簡單，藥源廣，方便實惠。

（6）三黃醋浸方

【來源】出自《民間驗方》。

【處方】黃連 10 克，黃芩 15 克，黃柏 15 克，乳香 15 克，沒藥 15 克，虎杖 15 克，白礬 15 克，冰片 30 克，白糖 50 克，山西老陳醋 1000CC。

【用法】將上藥共研粗末，放入陳醋中內浸泡 7 日即可應用。使

用時過濾，外塗患處。

【功能】清熱燥濕，散瘀解毒。治療各種燒燙傷。

【附注】山西省肉種雞場醫務所牛忻群介紹：本藥液具有快速成膜，使用方便，無副作用等優點。該經臨床 114 例治療觀察，治癒率可達 98％。

二、蛇齧（蛇咬傷）

蛇齧，即蛇咬傷。蛇咬傷，可分無毒與有毒兩種情況。前者按一般外傷處理即可。後者局部紅腫、疼痛，以至傷處起水泡；甚則發黑形成潰瘍，出現頭暈、頭痛、瞳孔散大、呼吸困難等症；嚴重者，面部失去表情、舌強不能言語、血壓下降、黏汗淋漓、頭項軟癱等，最後暈厥而亡。故毒蛇咬傷後，應立即在傷口近心端縛紮，以防毒素擴散。嚴重者，應及時送醫院搶救。

（1）金蕎麥醋敷方

【來源】清・吳其濬《植物名實圖考》。

【處方】金蕎麥、醋各適量。

【用法】將金蕎麥研細粉，用醋調糊狀，擦患處。

【功能】清熱解毒，排膿散瘀。治療蛇、蜈蚣咬傷。

（2）鮮獨定子食醋方

【來源】出自《納西族方》。

【處方】鮮獨丁子 200 克，食醋 1000 ～ 1500CC。

【用法】將鮮獨定子洗淨，與醋裝入盆內，外洗傷口，邊洗邊順傷口擠壓。如果創口太大或已經封口的，可剝開傷口，促使毒液外流。每次洗 30 ～ 60 分鐘，每隔 1 ～ 2 小時洗 1 次，必要時每日 2 付，直至腫消痛止。

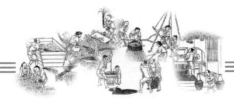

【功能】祛風除濕，散瘀止痛。主治毒蛇咬傷。

【附注】獨丁子性味苦、辛，溫，有毒。使用時宜慎，切忌內服，孕婦禁用。

（3）五靈脂雄黃醋方

【來源】出自《民間驗方》。

【處方】五靈脂 12 克，雄黃 6 克，好醋 1～2 盞。

【用法】前兩味，共研細末，備用。首先及時飲好醋 1～2 盞，頓服之，同時配合擴創、吸毒、柔繩紮傷處等法。酒調五靈脂、雄黃末，每次 6 克，黃酒沖服（不善飲酒者可用茶調服），同時外敷創口，每日 3 次。少時傷處出黃水，水盡則腫消，且以上述藥末擦摻創口，口合而癒。若有高熱、咽乾痛、神昏狂躁等症，是蛇毒內陷所致，除加重藥物用量外，再根據臨床症狀辨證施治。

【功能】行血止痛，祛風解毒。治毒蛇咬傷。

【附注】本方在《中藥大辭典》、《中國傳統醫療絕技大全》中，均有收載。據前者臨床報導：用本法治療 10 例，皆癒。後者亦稱：湖北省荊門市第一人民醫院王志華用上法治療各種類型毒蛇咬傷所致的腫痛 120 例，總有效率達 100％，特別是止痛效果顯著。但對毒蛇咬傷的其他中毒症狀，則需配合其他治療方法。並提出，擦藥時需注意兩點：①不可擦抹於蛇咬傷傷口及引流排毒傷口處，以免影響引流排毒。②多次擦抹後，應清洗先擦部分，再重擦新藥糊。

🔲 三、毒蛇咬傷後遺症

毒蛇咬傷後，由於蛇毒液對組織的損害，或處理時因條件所限而引起傷口感染，不僅會發生化膿性感染，也可能感染厭氧性細菌，如破傷風、氣性壞疽。加之蛇傷後，機體抵抗力下降，以及病人的呼吸、循環系統的障礙，往往可能併發嚴重的肺炎或敗血症。因此，對危重

病人，宜及時送往醫院救治，切莫貽誤病機，造成嚴重後果。

（1）蟬衣食醋煎

【來源】出自《民間驗方》。

【處方】蟬衣 30 克，米醋 150CC。

【用法】將蟬衣泡入米醋中，煎服。

【功能】疏風清熱，散瘀解毒。治療毒蛇咬傷後一般感染的處理。

（2）金黃散

【來源】出自《民間驗方》。

【處方】天花粉 10 克，黃柏 5 克，大黃 5 克，甘草 2 克，薑黃 5 克，白芷 3 克，南星 2 克，蒼朮 2 克，厚朴 2 克，陳皮 2 克，食醋適量。

【處方】上藥共研細末，用醋調擦傷口周圍。

【功能】清熱除濕，消腫止痛。治療毒蛇咬傷後局部炎症腫脹與組織潰爛的處理。

（3）蛇傷消腫散

【來源】出自《民間驗方》。

【處方】七星劍 500 克，寮刁竹 500 克，威靈仙 500 克，毛麝香 250 克，雙眼龍 250 克，半邊蓮 250 克，獨腳烏臼 250 克，食醋適量。

【處方】將前 7 味藥混合，共研細末，用醋調敷腫脹處，乾後反覆塗抹。

【功能】清熱解毒，消腫止痛。治療毒蛇咬傷後局部炎症腫脹與組織潰爛的處理。

四、蟲螫傷

蟲螫傷，即是諸蟲透過它們的毒刺及毒毛刺或口器刺吮而使人發

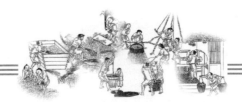

病，輕者僅有局部皮膚症狀，嚴重者可引起寒顫、高熱等全身中毒症狀。能螫傷人體的蟲類頗多，常見的有蜂螫傷、蜈蚣螫傷、蠍螫傷等。一般病程較短，數天後症狀可以消失，不需內治。嚴重者可配合內服中成藥：如「南通蛇藥片」等。

（1）陳醋塗擦方

【來源】出自《蒙古族方》。

【處方】陳醋適量。

【用法】用陳醋塗擦患處，連續擦到無刺痛感、無腫為止。

【功能】清熱解毒，消腫止痛。主治蜂螫傷及蚊子、臭蟲叮咬。

（2）明礬醋敷方

【來源】明·李中梓（士材）《雷公炮製藥性解》。

【處方】明礬、醋各適量。

【用法】將明礬研細末，醋調成糊狀，敷傷口。

【功能】殺蟲解毒，散瘀止痛。治療蠍子螫傷。

（3）生鐵磨醋方

【來源】明·李時珍（東璧）《本草綱目·金石部第八卷》。

【處方】鐵鏽、醋各適量。

【用法】取鐵鏽末，醋調糊狀，塗患處。

【功能】清熱解毒，散瘀止痛。治療蜈蚣咬傷。

五、凡犬齧人（狗咬傷）

凡犬齧人，即健康狗咬傷人後，傷處皮肉破裂，血流不止、疼痛、腫脹。如失治，易潰流膿血。而「狂犬齧人」，係指瘋狗咬傷人之後，其毒侵入人體，一般潛伏期短則 8 ～ 10 天，長達數月至一年以上，傷

處需要徹底清創，並要及時注射破傷風抗毒血清及狂犬疫苗，可預防狂犬病的發生，故不在本治療範疇之列。

（1）灰醋方

【來源】唐・孫思邈《備急千金要方・卷二十五方》。

【處方】苦酒、灰各適量。

【用法】上兩味，以苦酒和塗瘡中。

【功能】散瘀解毒，消腫止痛。治療凡犬齧人（健康狗咬傷）。

【附注】本方明・李時珍在其《本草綱目・土部第七卷》中，亦有收載。其曰：「犬咬傷人，苦酒和灰傅之，或熱湯和之。」本方所用之灰，名曰「冬灰」。宋・寇宗奭在《本草衍義》中曰：「諸灰一熱而成。其體輕力劣；惟冬灰則經三四月方撤爐，其灰既曉夕燒灼，其力全燥烈，而體益重故也。」

（2）治「馬咬成瘡」方

【來源】明・李時珍（東璧）《本草綱目・草部第十五卷》。

【處方】苦低草（益母草）不拘多少，醋適量。

【用法】苦低草，切細，和醋炒，塗之。

【功能】活血化瘀，消腫解毒。治療馬咬成瘡。

【附注】李時珍在《本草綱目》中曰：「此乃孫真人之方也。」

六、破傷風

破傷風，又名傷痙、金瘡痙、金瘡中風痙。多因風邪侵入破傷或瘡口所致。初起四肢無力、頭痛、兩腮痠痛、口噤、頸部轉動不靈、發熱發冷，進而面肌痙攣，呈苦笑面容，牙關緊閉，舌強口噤，流涎，甚則全身肌肉緊張，角弓反張，頻頻發作，最後語言、吞嚥、呼吸均困難，甚或窒息而死。治宜祛風定驚；後期當祛風、解毒、鎮痙。

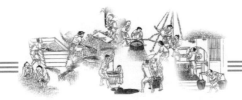

（1）天南星丸

【來源】明・皇子朱橚、滕碩、劉醇等編《普濟方》。

【處方】土虺蛇（去頭、尾、腸、皮、骨，醋炙）一條，地龍（去泥，醋炙）五條，天南星（重25克）一枚（炮），醋適量。

【用法】將前3味為末，醋煮麵糊和丸，如綠豆大。每服3～5丸，生薑酒下，稀蔥粥投，汗出瘥。

【功能】祛風定驚，以毒攻毒。治療破傷風。症見牙關緊閉，口噤不開，口面歪斜，肢體弛緩。

【附注】土虺蛇，異名：蝮蛇《別錄》，七寸子、土公蛇、爛肚腹（《生物學通報》）等。為蝮蛇科動物蝮蛇除去內臟的全體。性味甘、溫，有毒。有祛風，攻毒之功。治痲瘋、癩疾，皮膚頑痹，瘰癧，痔疾。本方中天南星、土虺蛇均係有毒之品，用時宜慎，不可過量，非醫者切勿妄投。本方明・李時珍《本草綱目・鱗部第四十三卷》亦有收載。李氏並云：「青宮使明光祖，向任統制官，被重傷，服此得效。」

第三節 骨傷科病

一、跌打損傷

中醫治療跌打損傷有著幾千年的歷史，古稱跌打損傷，又名諸傷、擷仆損傷、打撲傷損等。包括刀槍、跌仆、閃壓、刺傷、擦傷及運動傷損等。傷處多有疼痛、腫脹、傷筋、破損或出血、骨折、脫臼等。也包括一些內臟損傷。現代醫學認為主要以軟組織損傷為主。

（1）活血散

【來源】元・危亦林《世醫得效方・卷十八方》。

【處方】綠豆粉（新鐵鍋內慢火炒令真紫色）不拘多少，醋適量。

【用法】將綠豆研用新汲水或酒，和熱醋調令成膏，厚敷損傷處，

以牛皮紙覆蓋，再將杉木皮 1～3 片，紮縛固定。用醋調成糊狀，敷於患處。

【**功能**】散瘀通絡，消腫止痛。主治手足跌打損傷。

（2）小麥麩熨方

【**來源**】唐‧陳藏器《本草拾遺》。

【**處方**】麩皮不拘多少，米醋適量。

【**用法**】上兩味，拌蒸熱，布袋盛，熨腰腳傷折處，能止痛散瘀。

【**功能**】舒經活絡，散瘀止痛。治療傷折瘀血，腰腳疼痛。

【**附注**】本方明‧李時珍《本草綱目‧穀部第二十二卷》及《中醫大辭典》中，均有收載。

（3）治金瘡煩滿方

【**來源**】唐‧孫思邈《備急千金要方‧卷二十五方》。

【**處方**】紅豆（揀淨）一升，苦酒適量。

【**用法**】上 1 味，以苦酒漬之，熬令燥，再用苦酒再漬，滿三日令色黑，為末。服方寸匕（1 克左右），日 3 次。

【**功能**】活血散瘀，和血消腫。治金瘡煩滿。

【**附注**】金瘡，即指被金屬利器創傷而化膿潰爛的瘡瘍。本方在《千金翼方‧卷二十方》、明‧李時珍《本草綱目‧穀部第二十四卷》中，均有記載。且功能主治、藥物組成，均與上同。

（4）治杖瘡腫痛方

【**來源**】明‧李時珍（東璧）《本草綱目‧草部第十七卷》。

【**處方**】大黃、醋各適量。

【**用法**】大黃，研為末，醋調塗之。

【**功能**】活血化瘀，消腫止痛。治療杖瘡腫痛。

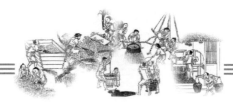

（5）五倍子膏

【來源】出自《民間驗方》。

【處方】五倍子、食醋各適量。

【用法】將五倍子研細末，過篩，以食醋調和成膏狀，稍置片刻即成深褐色黏膏，瓷罐收貯備用。每取此膏適量，攤於不吸水紙上，2～3公分厚藥層貼敷患處，外用繃帶包紮，每2～3日換藥1次。

【功能】消腫收斂，散瘀止痛。主治扭挫傷、乳腺炎、局部神經痛、產後會陰血腫及骨科血腫過大，需要消腫者、骨折不需正複固定者。

【附注】本方乃洛陽平樂著名正骨醫師郭耀唐所獻的家傳祕方。歷經二十多年來臨床應用，證明本方確有良效。但是，凡皮膚破損、皮膚病及化膿將潰破者忌用。個別患者用後偶有接觸性皮炎，停藥後即自癒。

（6）正骨散

【來源】出自《民間驗方》。

【處方】生地10克，白芥子、白芨、續斷、製乳香、製沒藥、大黃各6克，五加皮、骨碎補各4.5克，黃柏3克，肉桂2克，牡丹皮1.5克，醋適量。

【用法】將前12味藥共研細末，用醋調成糊狀，外敷傷處。

【功能】強筋壯骨，活血化瘀，消腫止痛。主治脫位及一切新傷筋骨疾患，瘀腫疼痛。

【附注】本方為近代名老中醫劉壽山先生正骨經驗方，效果顯著，療效確切。

🝁 二、骨折

骨折，又名折骨、折傷、傷折、折瘍。主要是因外來暴力或肌肉

的強力牽拉，致使骨的完整性或連續性遭到破壞，稱為骨折。一般有截斷、碎斷或斜斷。傷部可有瘀血、腫痛、錯位、畸形、骨聲、軸心叩擊痛、異常活動及功能障礙等。千百年來，中華醫學在治療骨折方面，累積了豐富的經驗。

（1）芸薹子膏

【來源】明·朱權《乾坤生意》。

【處方】芸薹子（油菜子）30克，龍骨3克，小黃米二合，醋適量。

【用法】前3味，為細末，醋調成膏。外用，攤紙上，貼患處。

【功能】生肌固精，行血消腫。治療傷損接骨。

【附注】本方在明·李時珍《本草綱目·菜部第二十六卷》與《中藥大辭典》中，均有收載。

（2）接骨妙方

【來源】南宋·楊倓（子靖）《楊氏家藏方》。

【處方】桑白皮、鹿角霜12克，蕎麥麵120克，土鱉蟲30個，好醋750CC。

【用法】將前4味研為細末，用生鐵鍋加入醋熬藥，不可加水，熬時用鮮桑枝攪之。待熬成稀粥狀，攤於黑布上，趁其溫熱時貼在患處，此膏現用現熬。

【功能】活血化瘀，接骨續筋。治療骨折。

（3）沈氏接骨丹

【來源】清·沈金鰲（尊生老人）《雜病源流犀燭·身形門卷三十方》。

【處方】乳香、沒藥、當歸、川椒、自然銅（酒炙）、龜板（酥炙）、白芷、郁李仁各3克，黃醋15CC。

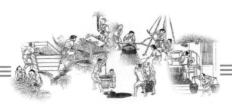

【**用法**】上藥研末，用黃醋化為丸，彈子大，每服 1 丸，熱酒化開服。

【**功能**】散瘀消腫，續筋接骨。主治筋骨折傷。

（4）黑丸子

【**來源**】唐·藺道人傳《仙授理傷續斷祕方》。

【**處方**】白薇（焙）、紅豆各 500 克，芍藥（焙）、百草霜各十兩，骨碎補（焙）八兩，南星（焙）、牛膝（焙）各六兩，白芨（焙）、土當歸（焙）各四兩，川烏（焙）三兩。醋適量。

【**用法**】上藥，共為細末，醋糊為丸，如梧桐子大。每服 20～30 丸，用煨蔥、酒或茶水送下。

【**功能**】溫陽補腎，接骨續筋，和血定痛。主治打撲損傷，骨斷筋碎，百節疼痛，瘀血不散，浮腫結毒；一切風疾，四肢痛痹，筋痿力乏，渾身倦怠，手足緩弱，行步不前，婦人諸般血風勞損。

【**附注**】本方在《中醫大辭典》、《中華名醫方劑大全》中，均有收載。方中南星、川烏有毒，內服宜慎，切勿過量，孕婦忌服，非醫者不可妄投。

（5）烏龍膏

【**來源**】清·胡延光（晴川）《傷科匯纂·卷七方》。

【**處方**】百草霜、百部、白薇各 9 克，百合、白芨、乳香、沒藥各 15 克，麝香 0.3 克，炒糯米 30 克，醋適量。

【**用法**】前 9 味，為末，加陳小粉 120 克，用醋熬成膏，服之（未具量）。

【**功能**】活血化瘀，消腫止痛。治療筋斷骨折，跌打損傷，青紫腫硬。

（6）十寶散

【來源】清·葉天士《種福堂公選良方》。

【處方】冰片 0.36 克，麝香 0.36 克，乳香（去油）0.36 克，紅花 12 克，雄黃 12 克，血竭 4.5 克，兒茶 0.72 克，當歸尾 30 克，沒藥 4.2 克，陳醋適量。

【用法】上藥共為細末，瓷瓶收貯，黃蠟封口，勿令洩氣。治療跌打瘀腫，用陳醋調敷患處。若外傷出血，乾摻傷口；若內傷骨折或骨已折斷，先將骨節固定，用陳醋調藥末，厚敷患處，以紙裹，外加老棉緊包好，再用薄板片夾護，包紮固定，不可移動，藥性一到，骨自接矣。須靜養百日，如犯房事，必成殘廢矣。刀傷深重未致透膜者，先用桑皮線縫好，多滲藥末於上，以活雞皮急急貼敷，如前骨損養法即癒。跌打昏迷不醒，急取藥末少許，以陳醋沖服，自然醒轉，以便調治。

【功能】活血解毒，散瘀止痛，芳香通竅。主治跌打損傷，皮肉青腫，或昏迷不醒，以及刀刃損傷，皮破出血，或骨碎骨折。

【附注】此方神奇，屢用特效，雖遇至重之傷，鮮有不起生者。另有附記稱：「張蘭諸中承頒發，天長縣署奉到後，即照方修合，用之屢效。因思此種良藥，不特賜民者可以救人。即民間如法備製，取以治傷，亦甚有益。」驗之臨床，效果確切。本方在《中華名醫方劑大全》中，亦有收載。

三、骨折恢復及後遺症治療

骨折復位固定後，即應開始於治療中同時進行功能復健。早期鍛煉以肌肉收縮活動為主，然後逐步進行關節的活動，活動範圍隨骨折的癒合，由大到小，由弱到強，其目的在於使全身及局部的血運流暢，代謝旺盛，防止肌肉萎縮及關節僵硬，促使骨折的癒合。

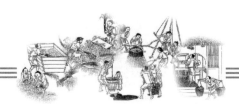

（1）化筋散

【**來源**】北京中醫學院編《劉壽山正骨經驗》。

【**處方**】當歸、赤芍、製乳香、木瓜各 6 克，紫金錠、芙蓉葉、金果欖各 10 克，醋適量。

【**用法**】將前 7 味共研細末，用醋調成糊狀，外敷傷處。

【**功能**】活血散瘀，舒筋止痛。主治一切陳舊性傷筋疾患。

（2）治肘關節僵硬方

【**來源**】出自《民間驗方》。

【**處方**】伸筋草 30 克，木瓜 30 克，丹參 20 克，川椒 15 克，防風 15 克，徐長卿 10 克，海桐皮 10 克，食醋 500CC。

【**用法**】前 7 味，用紗布包好後，加水 2000CC，浸泡 2 小時後加熱，待水溫達 100℃後，將藥水倒入盆內，加食醋 500CC。將大、小棉墊置於肘關節處，趁熱先薰後洗。待水溫降至不燙皮膚時，將肘關節放入藥水內浸泡。每次 30 分鐘，每日 1 次。此藥連用 2 天後更換，5 劑為 1 個療程。

【**功能**】舒筋通絡，散瘀止痛。治療外傷性肘關節僵硬。

【**附注**】山東文登市正骨醫院趙波臨床驗證 50 例，治癒 34 例，顯效 10 例，有效 5 例，無效 1 例，總有效率為 98.0%。

（3）正骨薰洗方

【**來源**】出自《民間驗方》。

【**處方**】羌活、獨活、土牛膝各 15 克，生川烏、生草烏、三稜、莪朮、澤蘭、金邊桂、歸尾、桃仁、紅花、烏藥各 9 克、陳醋 45CC。

【**用法**】將上藥加水煎，沸後加陳醋，先薰後洗，每日 2 次。20 日為 1 療程，一般用 2 個療程。

【**功能**】除寒濕，逐風邪，理氣止痛。治療創傷性關節炎，久傷

蓄瘀作痛，關節活動受限。

　　【附注】本方係林如高先生正骨經驗方。福建福州市林如高正骨醫院臨床驗證 4580 例，治療後症狀、疼痛普遍消失，關節活動正常。另：本方中生川烏、生草烏有大毒，皮膚破損者忌用，更忌入口，宜慎用之，非醫者切勿妄投。

第四節　脈管病

> 　　西醫學所稱的血管，中醫學稱其爲經脈、脈管。故將周圍血管疾病，總稱爲脈管病。本病可發生於淺組靜脈和深組靜脈，血栓性淺靜脈炎與中國醫學文獻中記載的惡脈、青蛇毒相似。另外，西醫所稱的肢體淋巴水腫，其症狀又頗似中國醫學文獻中所描述尰病的症狀，俗名大腳風等。

一、惡脈、青蛇毒（血栓性淺靜脈炎）

　　惡脈是以體表經脈呈條索狀突起，色赤，形如蚯蚓，硬而疼痛為特徵的疾病。由春、冬之惡風入於脈絡，以致血瘀而成。相當於西醫的「血栓性淺靜脈炎」。多發於青壯年，多見於四肢，次為胸腹壁。患處可觸及條索狀腫物，焮紅疼痛，偶有久不消散者，是常見的多發病。

（1）醋調散

【來源】出自《民間驗方》。

【處方】煅石膏 350 克，黃柏 500 克，食醋適量。

【用法】前兩味，研成細末，用涼開水、陳醋調敷，每晚 1 次。

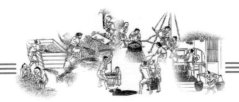

可兼內服其他活血化瘀，清熱利濕中藥。

【功能】活血化瘀，消腫止痛。治療血栓性淺靜脈炎。

【附注】遼寧中醫學院附院王景春用本方臨床驗證 300 例，治癒（局部靜脈索條腫塊消失，能上班工作，隨訪 3 年未復發）180 例，顯效（局部靜脈索條基本消失，但摸之稍有硬條痕，能上班工作）80 例，好轉（局部靜脈索條腫痛減輕，拉之稍有凹陷溝）40 例，總有效率為 100％。

（2）祛腐生肌散

【來源】出自《民間驗方》。

【處方】象皮末 10 克，乳香 10 克，沒藥 10 克，煅龍骨 10 克，熟石膏 15 克，孩兒茶 10 克，天南星 20 克，輕粉 3 克，冰片 3 克，食醋適量。

【用法】將前 9 味藥共研細末，用食醋調敷患處並包紮，每日換藥 1 次。

【功能】活血止痛，祛腐生肌。治療血栓閉塞性脈管炎潰爛久不收口者。

【附注】山西呂梁市醫院郭向勤用本方驗證 40 例，均獲治癒。另：本方中天南星、輕粉有毒，使用時宜慎，切忌入口。

（3）七葉一枝花醋汁

【來源】出自《民間驗方》。

【處方】七葉一枝花根莖約 5 克，食醋 20CC。

【用法】在平底瓦盤中放食醋 20CC，將七葉一枝花根莖研磨成汁狀，用棉棒塗患處，每日 3 ～ 4 次。

【功能】清熱解毒，消腫散瘀。治療服用抗癌藥物引起的靜脈炎。

【附注】廣州海軍醫院李軍驗證 30 例，以腫脹消褪，紅腫減輕，

疼痛大減為痊癒。結果 2 日治癒者 20 例，3 日治癒者 9 例，7 日治癒者 1 例。

二、尰病（淋巴水腫）

肢體淋巴水腫屬於中醫「尰病」、「大腳風」、「象皮腫」、「腳氣」、「水腫」等範疇，今結合中醫古籍論述，綜述現代中醫診療經驗，中醫對淋巴水腫病因病機的認識，《諸病源候論》云：「尰病者，自膝以下至踝及趾俱腫是也，皆由氣血虛弱，風邪傷之，經絡否澀而成也。」

（1）蔥醋薰蒸方

【來源】清·趙學敏（恕軒）《串雅外編》。

【處方】鮮蔥 2000 ～ 3000 克，濃醋 2000 ～ 3000CC。

【用法】先將地上掘做盆形，深 15 ～ 20 公分，大小可容雙腳。先將柴火置坑中點燃，然後噴灑濃醋，坑內四周遍地鋪鮮蔥（不去皮根，切段），患者在小凳上坐定，將腳伸地盆內薰蒸，待汗出黏膠為度，乾布拭去，忌房事。每日蒸薰 1 次，3 ～ 5 日為 1 療程。

【功能】散瘀解毒，通經祛濕。主治尰病（絲蟲病性象皮腫）。

【附注】有人曾用本方治療絲蟲病性象皮腫，療效顯著。

（2）治象皮腫 1 號膏

【來源】出自《民間驗方》。

【處方】生黃柏、生半夏、五倍子、伸筋草、麵粉各等份，食醋適量。

【用法】上藥除食醋外，共研細末。使用時，加食醋調成糊狀，大火煮熟，外敷患處。

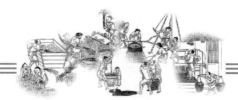

【**功能**】活血祛瘀，疏經通絡，清熱除濕。治療絲蟲病引起的象皮腫。

【**附注**】西安醫科大學附三院張彩霞曾用本方臨床驗證，療效顯著。患者 28 歲，1975 年 8 月 29 日初診。3 年前雙下肢因靜脈曲張行結紮術，術後半個月，雙下肢沉重痠困，麻木腫脹，活動困難。雙下肢自膝以下腫脹，壓之無凹陷，皮膚增厚粗糙，診斷為象皮腫。用 1 號膏外敷，厚 0.5～0.8 公分，3 日後換藥。第 1 次換藥後痠麻沉重好轉，腫脹減輕，壓之無凹陷，第 4 次換藥後，下肢活動靈活，腫脹明顯消退，壓之仍無凹陷。再治 3 次後腫脹消褪。另：本方中生半夏有大毒，使用時宜慎，皮膚潰破處禁用。本方摘自楊氏《食醋療法》。

第五節 內癰與急腹症

> 內癰，即內臟生癰，亦即內臟所生的化膿性疾病。因內癰的病變部位和臨床症候各不相同，故其治療方法亦迥然有異。急腹症是發生在腹部的一部分以疼痛為主的疾病。以腹痛急劇發作、腹脹、嘔吐、便祕為主要症狀。這些疾病具有發病急驟、病情複雜、變化多端的特點，常見的有肺癰、肝癰、石癰、腸癰、膽道感染、膽道蛔蟲病、腸梗塞等。

一、肺癰（肺膿腫）

肺癰是肺內形成癰腫膿瘍的一種疾病。臨床上以發熱、咳嗽、胸痛、咳痰量多，氣味腥臭，甚至咳吐膿血為特徵。主要因熱邪犯肺，內蘊不解，壅滯肺絡，以致血敗肉腐而化膿成癰。現代醫學肺膿腫的臨床表現，與中醫所稱的肺癰症狀較為近似。

（1）陳年臘八醋方

【來源】出自《民間驗方》。

【處方】陳年老醋、大蒜瓣各適量。

【用法】大蒜去外皮，把大蒜瓣浸泡在老陳醋中。在農曆臘月初八，民間有用蒜泡「臘八醋」之習俗，用這種浸過蒜頭的老陳醋，每日佐餐或早、晚飲用一盅。

【功能】宣竅通閉，解毒排膿。用治肺癰（肺膿腫）。

（2）苦酒煮薏仁方

【來源】東晉·范汪（玄平）撰《范汪方》，又作《范東陽方》、《范東陽雜藥方》。

【處方】薏仁 120 克，淳苦酒 250CC。

【用法】將薏仁放入盛醋的鍋內，用小火燉成濃汁備用，分數次服用。

【功能】健脾補肺，利濕排膿。治療肺癰咳唾，心胸甲錯者。肺若有血，當吐出癒。

【附注】本方明·李時珍《本草綱目·穀部第二十三卷》亦有收載。

（3）澤蘭硝黃散

【來源】出自《民間驗方》。

【處方】澤蘭 150 克，大黃 90 克，黃柏 90 克，芒硝 200 克，冰片 9 克，食醋適量。

【用法】先將前 3 味烘乾，研末，然後與芒硝、冰片共研，裝瓶密封備用。用時可根據患部大小取藥末適量，與食醋拌勻至鬆手不散，潤而不滲為宜，直接敷於患部體表皮膚，紗布覆蓋固定。白天每次敷 2 ～ 4 小時，每日 2 次。夜間睡時，敷至次日起床。

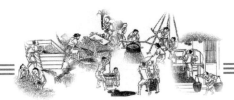

【**功能**】清熱解毒，消腫散結。治療肺膿腫、急性胸膜炎、急性肺炎、急慢性闌尾炎、急性乳炎、急慢性骨盆腔炎、肝膿腫、髂窩膿腫等感染者。

【**附注**】湖南隆回縣衛生員工中醫院謝克難臨床報導：該使用本法臨床驗證 118 例，痊癒（症狀、體徵完全消失，胸部 X 光片或超音波檢查等實驗室檢查基本恢復正常）87 例，佔 73.7％，有效（症狀改善，但療程超過 10 天）31 例，佔 26.3％。

二、肝癰（肝膿腫）

癰生於肝臟的稱為「肝癰」。本病多因邪熱蟲毒等瘀積於肝，致氣血腐敗，釀成癰膿。以急起發熱，右脇痛，右脇下腫塊等為主要表現的內臟癰病類疾病。本病類似於西醫學所說的肝膿腫、急性梗塞性化膿性膽管炎，亦可歸屬本病範疇。

（1）硝黃蒜醋膏

【**來源**】出自《民間驗方》。

【**處方**】大蒜頭 12 瓣，芒硝末 2 克，大黃末 2 克，食醋適量。

【**用法**】將大蒜去皮洗淨，與芒硝一同搗成糊狀，再將大黃末與食醋調成膏。用凡士林擦患處，敷以蒜糊（範圍要大於患處，約 3 公分厚），用紗布包紮固定。1 小時去掉敷藥，用溫水洗淨，再敷以醋調大黃膏，6 ～ 8 小時後去藥，每日治療 1 次。

【**功能**】清熱解毒，散瘀消腫。治療肝膿腫。

【**附注**】江西進賢縣醫院傅桂茂運用本方臨床驗證 18 例，治癒（症狀、體徵消失，超聲波探查膿腫部位無異常聲象）15 例，好轉（症狀、體徵消失或明顯好轉，超聲波探查膿腫部位液平區明顯縮小）2 例，無效（症狀、體徵及超音波檢查無改善或加重）1 例。

（2）消癧散

【來源】出自《民間驗方》。

【處方】黃柏 30 克，大黃 30 克，芒硝 90 克，芙蓉花 30 克，陳醋適量。

【用法】前 4 味，共研細末，用陳醋調，製成超出膿腫範圍 2 ～ 3 公分，厚 0.5 公分左右的糊狀圓餅塊，外敷於膿腫部位，用消毒紗布覆蓋，膠布固定，每日換藥 1 次。內服「白頭翁湯」（附白頭翁湯：白頭翁 9 克，黃柏、黃連、秦皮各 12 克，水煎，分 2 次服）。

【功能】清熱燥濕，排膿解毒。治療阿米巴肝膿腫。

三、石癧（類似腫瘤）

石癧，即癧疽之至牢有根而硬如石者。因其堅硬如石，故名。《諸病源候論・卷三十二》曰：「石癧者，亦是寒氣客於肌肉，折於血氣，結聚而成。其腫結確實至牢有根，核皮相親，不甚熱，微痛，熱時自歇，此寒多熱少，堅硬如石……」本病類似腫瘤。

（1）紅豆苦酒方

【來源】東晉・范汪（玄平）撰《范汪方》，又作《范東陽方》、《范東陽雜藥方》。

【處方】紅豆五合，苦酒一升。

【用法】紅豆，納苦酒中五宿，炒研為末，以苦酒和塗即消，或加栝樓根等分。

【功能】消腫利濕，化瘀散結。治療石癧諸癧。

【附注】本方明・李時珍《本草綱目・穀部第二十四卷》中，亦有收載。

（2）櫟子磨醋方

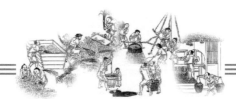

【來源】唐·孫思邈《千金要方·卷二十二方》。

【處方】櫟子（為橡實之別名）一枚，醋適量。

【用法】櫟子一枚，以醋於青石上磨汁，塗之，乾則易，不過十度即平（癒）。

【功能】散瘀斂瘡。治療石癰堅如石（癰如石，不作膿者）。

【附注】本方明·李時珍《本草綱目·果部第三十卷》及《中醫大辭典》中，均有收載。

（3）櫟上塵醋糊方

【來源】唐·孫思邈《千金要方·卷二十二方》。

【處方】櫟上塵、葵根莖灰各等分，醋適量。

【用法】上兩味，醋和敷之，即瘥。

【功能】治石癰，症見癰硬如石，不作膿者。

【附注】藥王孫思邈云：「凡發腫至堅有根者，名曰石癰。治之法，當上灸之百壯，石子當碎出。如不出，益壯乃佳。」本方明·李時珍《本草綱目·土部第七卷》亦有收載，方藥、治則與上同。

🔹 四、腸癰（急性闌尾炎）

腸癰，即腸內生癰並腹部疼痛的病症。多因飲食失節，暴怒憂思，跌撲奔走而致胃腸運化失職，濕熱內壅所致。症見下腹急痛，有明顯的壓痛或反跳痛，並可有寒熱、自汗、噁心等症狀。有的患者因右下腹劇痛，右腿屈曲，難以伸直，故又名「縮腿腸癰」。本病相當於現代醫學的急性闌尾炎。

（1）石膏黃柏醋敷方

【來源】出自《民間驗方》。

【處方】生石膏 30 克，黃柏 15 克，冰片 3 克，陳醋適量。

【用法】將前 3 味藥共研細末，密封保存。每取藥末適量，加醋調成糊狀，敷於患處，每日換藥 1 次。

【功能】清熱解毒，消癰止痛。治療腸癰。

【附注】天津市中醫學院急腹症研究所李凡經用上法臨床驗證 48 例，均獲痊癒。治癒時間最短 5 日，最長 15 日。

（2）大蒜硝黃醋敷方

【來源】出自《民間驗方》。

【處方】大蒜 12 頭，芒硝、大黃末各 2 克，醋適量。

【用法】將大蒜去皮，洗淨，與芒硝一同搗成糊狀，先用醋在患處塗擦，再將大蒜硝黃藥醋糊敷上，周圍用紗布圍成圈，以防藥液流失；2 小時後去掉，以溫水洗淨腹部壓痛點的皮膚，再用醋調大黃末敷 12 小時，1 日 1 次。

【功能】瀉實熱，破積滯，散瘀血，消癰止痛。治療腸癰（急性闌尾炎）。

【附注】《中藥大辭典》藥理試驗證實：「家兔右下腹局部塗敷大蒜與芒硝研成的糊劑，則皮膚發紅，甚至起水泡，闌尾及結腸運動反射性加強。正常及實驗性闌尾炎家兔右下腹皮膚外敷大黃、芒硝及大蒜加醋研成的糊劑，對闌尾及脾臟的網狀內皮系統有明顯的刺激作用，表現為網狀細胞增生和增大，闌尾的炎症減輕，因此可用於外敷治療闌尾炎。」

（3）大黃冰片米醋方

【來源】出自《民間驗方》。

【處方】大黃 250 克，冰片 9 克，米醋適量，麵粉少許。

【用法】將大黃烘乾研細末，加入冰片 10 克攪勻，用米醋調勻保持一定濕潤，再加少許麵粉以增加黏度，外敷於右下腹包塊處，用

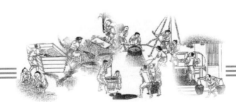

紗布覆蓋，膠布固定，每日或隔日換藥 1 次。

　　【功能】清熱解毒，化瘀消癥。治療化膿性闌尾膿腫。

　　【附注】江西省蓮花縣人民醫院賀文用本方臨床驗證闌尾膿腫 94 例，取得較好療效，治癒 81 例，好轉 3 例，惡化 10 例，總有效率為 89.4%。包塊消失最快 3 天，最慢 13 天，具有降低手術率、減少併發症，縮短住院時間等優點，療效優於單純西藥治療組。

五、膽道系統感染和膽石症

　　在傳統醫學文獻中雖無膽道系統感染和膽石症的病名，但在古代醫著中的部分「脅痛」、「黃疸」、「結胸發黃」等，與本病大致相類似，為中醫常見內癰之一，發病率僅次於腸癰。本病多因情志抑鬱、寒溫不適、飲食不節所致。臨床中腹痛、高熱寒戰和黃疸為本病的三大主症，腹痛常發生於飽餐後的晚上或清晨，其他可見右上腹間歇性絞痛或悶痛，有時可向右肩背部放射，右上腹局限性壓痛，如伴有結石，則疼痛程度更為嚴重。

（1）消炎止痛餅

　　【來源】出自《民間驗方》。

　　【處方】大黃6克，金錢草6克，穿山甲6克，莪朮6克，皂刺6克，梔子6克，黃芩4克，茵陳4克，鬱金4克，川楝子4克，川芎4克，木香4克，冰片4克，青皮3克，烏梅3克，枳實3克，豬膽汁、食醋各適量。

　　【用法】上藥除豬膽汁、食醋外，諸藥共研細末，貯瓶備用。用時，每取藥末 5 克，和豬膽汁、食醋調成藥餅 2 塊，分別貼於臍中和右側期門穴（臍上 6 寸，巨闕穴旁 3.5 寸，於第六肋間內端處），外用膠布固定，每 2 日換藥 1 次，10 次為 1 療程。

　　【功能】行氣止痛，活血散瘀，清熱解毒。治療急性膽囊炎、膽

結石疼痛。

【附注】使用本藥一般貼 2 ～ 3 次即可止痛，總有效率達 94%以上。

六、蛔厥（膽道蛔蟲病）

蛔厥，是指因蛔而痛厥者。即蛔蟲由腸道上竄鑽入膽道而引發的病症。症見腹部絞痛，四肢發涼，痛甚則汗出，或吐涎沫，或吐蛔蟲，時發時止，或伴有寒熱，胃腸功能紊亂等證候。本病可見於西醫膽道蛔蟲病、蛔蟲性腸梗塞等。好發於兒童及青少年，男女之比為 1：1.5，女性略高於男性。

（1）食醋白礬方

【來源】出自《民間驗方》。

【處方】食醋 60CC，白礬 1 克。

【用法】將白礬研細末，將食醋加溫後沖白礬，一次服完。

【功能】燥濕解毒，殺蟲定痛。治療膽道蛔蟲症，症見上腹部陣發性「鑽痛」，病人輾轉不安者。

【附注】本方為山西省汾陽縣老中醫薛潤池經驗方。據該縣城關醫院薛連升介紹：臨床運用本方治療膽道蛔蟲症、腸蛔蟲症所致之腹痛，有較好的治療作用。

（2）川楝子蔥鬚根食醋方

【來源】出自《土家族方》。

【處方】川楝子 50 克，香蔥根鬚 50 克，大黃 50 克，芒硝 30 克，食醋 100CC。

【用法】將香蔥根需搗爛；川楝子、大黃共研細末，過 90 目篩；食醋溶解芒硝，同上藥一起拌勻，外敷肚臍、膽道區，每 3 小時換藥

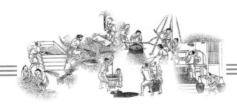

1次。

【功能】清熱燥濕，滌腸通便。治療蛔蟲梗塞於腸道。

【附注】湖北省建始縣花坪區衛生院向宏憲介紹：蛔蟲梗塞於腸道，屬急腹症，應立即手術治療，在情況不允許的情況下，臨床運用此方治療13例患者，均減輕疼痛，達到了大腸通氣，蛔蟲自退，減輕了壓痛反跳痛，腹部硬鞭凸塊消失。可見此方無殺蛔作用，但有20%的驅蛔力。

（3）食醋驅蛔湯

【來源】明·邵以正《祕傳經驗方》。

【處方】方一：食醋30～45CC，麻油15～30CC，韭菜汁60～120CC。方二：烏梅（醋浸）40克，生大黃15克，細辛3克（兒童酌減）。煎煮方法：先煎烏梅，次下細辛，泡服大黃。

【用法】將方一中食醋、麻油、韭菜汁3味混勻，先飲服之，當蛔蟲得安，再少量飲服數次，遂後再服方二。急性期在24小時內連服方二2劑，以後每日1劑，2～8日為1療程，小兒酌情減量。

【功能】安蛔止痛，驅蛔下行。主治膽道蛔蟲症。

【附注】湖北省蘄春縣管窯鎮醫院張起華運用本法臨床驗證240例，痊癒（症狀、體徵全部消失，驅下蛔蟲）229例，好轉（症狀、體徵好轉或消失，但蛔蟲未驅下）11例，總有效率為100%。

🕉 七、「關格」、「腸結」等（急性腸梗塞）

急性腸梗塞在傳統醫學文獻中有頗多類似記載。我國最早的醫著《內經》一書中就有類似腸梗塞的描寫。即：「飲食不下，膈塞不通，邪在胃脘」。後世醫書亦多有論述，它可包括在「關格」、「腸結」和「腹脹」等門類之中。其臨床特徵為腹痛、腹脹、嘔吐、停止排便、排氣等。是一種常見的急腹症，具有病因複雜，病情多變，發展迅速

等特點。

（1）醋透析液

【來源】出自《民間驗方》。

【處方】生理鹽水 200～300CC，好醋 10～20CC。

【用法】將生理鹽水和好醋混合，加溫至 36.5～38.5℃之間，病人俯臥或側臥，用腸管從肛門插入 10～20 公分（腸梗塞插入 15 公分以上，非特異性結腸炎插 10 公分左右），注入醋透析液 200～300CC，每日 1～2 次，3～5 日為 1 個療程，隔 1～2 日後，再行下 1 個療程。

【功能】食醋能抑制腸道氨的生成和細菌生長，減輕腹脹，促進腸蠕動，通俯排氣。

（2）消脹方

【來源】出自《民間驗方》。

【處方】大黃 6 克，檳榔 30 克，木香 3 克，當歸 6 克，食醋適量。

【用法】前 4 味，共研極細末，用食醋調成糊狀。上用膠布或傷濕止痛膏封嚴，並用手指輕輕按摩片刻。每日換藥 1 次，4 次為 1 個療程。

【功能】行氣除脹，潤腸通便。治療急性腸梗塞。

【附注】海南工人醫院陳耀華用本方臨床驗證 116 例，治癒 85 例，好轉 28 例，無效 3 例，總有效率為 93.6%。

（3）滌腑散

【來源】出自《民間驗方》。

【處方】丁香 9 克，白芷 9 克，川芎 9 克，當歸 9 克，芒硝 9 克，莪朮 9 克，延胡索 15 克，冰片 5 克，麩皮 150 克，陳醋 50CC，白酒

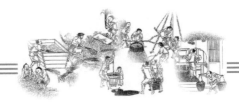

50CC。

【**用法**】上藥前 8 味，共研細末，加麩皮和勻，小火炒拌，焦黃為度，噴灑陳醋、白酒。將藥裝入小布袋內，趁熱熨敷腹部，始於臍眼，由腹右而左，自上而下熨移，每次 30 ～ 60 分鐘，每天熨 2 ～ 3 次。

【**功能**】祛風除寒，行氣活血，化瘀止痛，蕩滌腸腑積滯。主治黏連性腸梗塞。

【**附注**】江蘇泰興市汪群醫院孔令正用本方臨床驗證 46 例，顯效（腹痛、腹脹消失，肛門有排氣、排便）26 例（56.5%），有效（腹痛、腹脹減輕，腹部無明顯包塊，肛門有排氣，但停藥後仍有復發）18 例（39.1%），無效（治療 5 ～ 7 天症狀無明顯改善或有加重趨勢）2 例（4.3%），總有效率為 95.7%。

第六節 肛腸病

> 肛腸病是指一切與肛門部位有關的疾病，如內痔、外痔、肛門周圍癰疽、痔漏、脫肛、直腸息肉等。在中國醫學文獻中，均以痔瘡、痔漏統稱。隨著醫學科學的發展，「痔瘡」、「痔漏」兩者遠遠不能概括這麼多不同性質的疾病，故本節定名為肛腸病，分別論之。

一、內痔

內痔，生於肛門齒線之上，黏膜下的痔上靜脈叢發生擴大和曲張，所形成柔軟的靜脈團稱為內痔。內痔的發生，主要是由於靜脈壁的薄弱，失去了正常彈性；兼因飲食不節，燥熱內生，下迫大腸，以及久坐、負重、遠行等，致使血行不暢，而血液瘀積，熱與血相搏，則氣血縱橫，

筋脈交錯，結滯不散而成。內痔的主要症狀為便血，較大的內痔伴有脫垂。

（1）食醋配製液

【來源】出自《民間驗方》。

【處方】食醋 500CC，蒸餾水 500CC。

【用法】取原醋（醋酸含量 5%～6%，不含醬色）與蒸餾水混勻，裝瓶封口，經高壓滅菌 100℃ 30 分鐘消毒後備用。pH 值為 4.5。患者取側臥位，將食醋配製液用灌腸器抽出 20～30CC 徐徐注入腸腔內，每日 1 次，並囑憩息 10 分鐘。

【功能】散瘀止血，收斂止痛。治療痔出血。

【附注】本方經江蘇省泰州市中醫院馬進豪臨床驗證，療效顯著。患者 33 歲，患痔瘡 10 餘年，肛門贅物脫出，用手納回，便後滴血或射血，反覆發作，神疲，曾服止血藥無效。肛門鏡檢查：取截石位 3 點、7～8 點及 10～11 點內痔有出血點。診斷為肛門左側、右後側及右前側混合痔，左側右後側內痔出血。用食醋配製液 20CC 保留灌腸 1 次，次日血止。

（2）紅豆散

【來源】東晉·葛洪（稚川）《肘後方》。

【處方】紅豆一升，苦酒五升，清酒適量。

【用法】將紅豆洗淨，用醋煮熟，曬乾，復納清酒中，候酒盡止，晾乾，研為末。酒服方寸匕（1 克左右），日服 3 次。

【功能】和血排膿，散瘀止血。治療腸痔大便出血。

【附注】本方明·李時珍《本草綱目·穀部第二十四卷》及《中藥大辭典》、《偏方大全》中，均有收載。

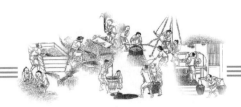

（3）米醋煮羊血方

【來源】明·李時珍（東璧）《本草綱目·獸部第五十卷》。

【處方】羊血不拘多少，醋適量。

【用法】羊血凝固後，用開水燙一下，將血倒出，切成小方塊，拌米醋煮熟食之，最效。

【功能】益血止血，散瘀解毒。治療大便下血。

【附注】《隨息居飲食譜》載：「羊血熟食止血，患腸風痔血者宜之。」且米醋能散瘀止血，解毒殺蟲。故兩者相互為用，相得益彰。本方源自《食療便民》，明·吳球著。李時珍《本草綱目》間引其論。此方在《中藥大辭典》、《偏方大全》中，均有收載。

（4）豬臟丸

【來源】明·董宿輯《奇效良方·五十一卷》。

【處方】豬臟一條，槐花、米醋（均無計量）。

【用法】取豬臟，洗淨，控乾；槐花炒，為末，填入臟內，兩頭紮緊，米醋煮爛，搗和，丸如梧桐子大。每服50丸，食前當歸酒下。

【功能】補虛損，健脾胃，益氣攝血。治療痔漏下血。

【附注】痔漏，病名，即痔瘡和肛瘺的合稱。明·董宿輯《奇效良方》云：「初生肛邊成，不破者曰痔，破潰而出膿血、黃水浸淫淋漓而久不止者曰漏也。」本方元·李仲南《永類鈐方》、明·王肯堂《證治準繩·類方》、明·李時珍《本草綱目·獸部第五十卷》及《中藥大辭典》中，均有收載。

（5）黑丸子

【來源】元·危亦林《世醫得效方·卷七方》。

【處方】乾薑、百草霜各30克，木饅頭60克，烏梅、敗棕櫚、側柏葉、亂髮各37.5克，桂心9克，白芷15克，醋適量。

【**用法**】前7味共燒灰存性，再加桂心、白芷（俱不見火）同為末，醋糊為丸，梧桐子大，每服30～50丸，空腹米飲送下。

【**功能**】溫陽散寒，澀血止血。主治久年痔漏下血。

（6）嚴氏斷紅丸

【**來源**】南宋·嚴用和（子禮）《濟生方》。

【**處方**】側柏葉（微炒黃）、川續斷（酒浸）、鹿茸（燎去毛，醋煮）、附子（炮，去皮、臍）、黃耆（去蘆）、阿膠（銼，蛤粉炒成珠）、當歸（去蘆，酒浸）各30克，白礬（枯）15克，醋適量。

【**用法**】上為細末，醋煮米糊為丸，如梧桐子大。每服70丸，空腹，食前米飲送下。

【**功能**】溫陽補腎，益氣養血。主治腸風、痔疾已久，臟腑虛寒，便血不止，面色萎黃，日漸羸瘦。

【**附注**】腸風，係指一種以便血為主症的疾病。後世用其名而含義不一。①指大腸久積風冷所致的便血。《太平聖惠方》曰：「大腸中久積風冷，中焦有虛熱……風冷熱毒，搏於大腸，大腸既虛，時時下血，故名腸風也。」②泛指內痔、外痔、舉痔、脫肛、肛漏出血。本方在《中華名醫方劑大全》、《中醫大辭典》中，均有收載。

二、外痔

外痔發生於肛管齒線以下，是痔外靜脈叢擴大曲張或痔外靜脈破裂或反覆發炎而成，其表面被皮膚覆蓋，不易出血，其形狀大小不規則。本病多因濕熱下注或肛門裂傷，毒邪外襲等，致使氣血運行不暢，經脈阻滯，或因熱迫血下行，瘀結不散而成。其主要症狀為墜脹、疼痛，有異物感。根據其發病過程，可分為結締組織外痔、靜脈曲張性外痔和血栓性外痔。

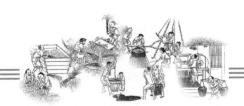

（1）烏賊骨磨苦酒方

【來源】唐·孫思邈《千金要方·痔漏卷第二十三方》。

【處方】烏賊骨、三年陳醋各適量。

【用法】將陳醋放入粗器碗內，用烏賊骨磨醋取汁，塗於患處。

【功能】除濕斂瘡，散瘀止血。治療痔漏。

（2）白芨陳醋方

【來源】出自《民間驗方》。

【處方】白芨 30 克，莪朮 30 克，三稜 30 克，大黃 9 克，石膏 9 克，全蠍 9 克，冰片 9 克，陳醋適量。

【用法】除食醋外，共研細末，貯瓶備用。先囑患者排空大便，清潔肛門，取側臥式，然後根據血栓痔的大小，取適量藥粉，用陳醋調成糊狀，敷患處（為避免水分蒸發過快，藥的上面可蓋一小塊青菜葉），再加敷料，膠布固定。敷藥時間 4 小時為宜，連敷 2 ～ 3 日。

【功能】散瘀消腫，澀腸止血。治療血栓性外痔。

【附注】山西鄆城市中醫院華青茂用本方臨床驗證 116 例，治癒 114 例，有效 2 例。敷藥後 1 ～ 2 日血栓痔疼痛明顯減輕，痔核明顯縮小；敷藥後 3 ～ 4 日疼痛完全緩解，痔核全部消失。

（3）寸金錠子

【來源】元·齊德之《外科精義·卷下》。

【處方】藤黃、雄黃、雌黃、硫黃、輕粉、粉霜、麝香、砒霜、黃丹各 3 克，牡蠣粉、紅藤根、乾漆各 15 克，釀醋適量。

【用法】上藥為細末，研勻，燒陳米飯和搗為丸，如棗核大。每用 1 丸，塞肛門中，深二寸許，放令定，用新磚球子二個，炭火燒赤，釀醋中蘸過，綿裹一個，於肛門上熨之，冷即換。來日大便下臭敗惡物，為除根也。

【功能】祛風勝濕，殺蟲解毒。主治痔瘡。

【附注】本方中藤黃、雄黃、雌黃、硫黃、輕粉、粉霜、砒霜、黃丹、乾漆等均有劇毒，使用時一定注意，皮膚潰破處禁用，非醫者切勿妄投。

三、肛門周圍癰疽

肛門直腸周圍的化膿性疾病，叫做肛門周圍癰疽。在古代文獻中，因發病部位不同而有許多名稱，如騎馬癰、下馬癰、跨馬癰、鸛口疽等，但在臨床表現和治療方面大致相仿。在急性期間均有紅腫熱痛等症狀，破潰後均能形成肛漏，故近代統稱「肛門周圍癰疽」，簡稱「肛癰」。多由濕熱下注，經絡阻隔，瘀血凝滯，熱勝肉腐成膿而發為癰疽。

（1）馬勃散方

【來源】清‧無名氏《外科靈方》。

【處方】馬勃 30 克，米醋二合。

【用法】取馬勃擦粉，米醋調敷患處。

【功能】散血熱，解濕毒，散瘀消腫。治療肛門周圍癰疽。

（2）綠豆皂莢醋敷方

【來源】南宋‧楊倓（子靖）《楊氏家藏方》。

【處方】綠豆粉（炒黃黑色）、豬牙皂莢各 30 克，醋適量。

【用法】將前兩味共研細末，每取適量，用米醋調敷患處。

【功能】清熱解毒，除濕止痛。治療肛癰及一切腫毒初起。

（3）馬齒莧醋熏方

【來源】出自《民間驗方》。

【處方】馬齒莧 500 克，醋 1 杯。

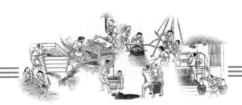

【用法】先將馬齒莧煮沸後，加醋，先薰後洗。1日1次，每次30分鐘，3日為1療程。

【功能】清熱解毒，消癰散腫。治療痔瘡及肛門周圍癰疽出血。

【附注】本方為山西省已故名老中醫田佔元經驗方。山西省中醫藥研究院楊晉原介紹，本方功善清熱解毒，消癰散腫。且量大效宏，作用部位直接，故對痔瘡初起者療效明顯，亦可緩解疼痛。

四、肛漏

肛漏又名肛漏、漏瘡。多是肛門直腸周圍膿腫的後遺症或由肛管直腸內壁的感染發展而來。本病可分為局部症狀和全身症狀，主要以局部流膿、疼痛和瘙癢症狀為主，但在急性炎症期和慢性複雜性肛漏，可伴有全身症狀，如發熱、貧血、消瘦和食欲不振等。肛漏是臨床常見疾病，佔外科疾患的 3%～5%，在肛門病中僅次於痔瘡，可發生於任何年齡。

（1）鴛鴦食醋方

【來源】明·李時珍（東璧）《本草綱目·禽部第四十七卷》。

【處方】鴛鴦一隻，五味、醋各適量。

【用法】鴛鴦，治如常法，炙熟細切，以五味、醋食之。作羹亦妙。

【功能】散瘀攻毒，消腫止痛。主治五痔漏瘡。

【附注】本方源自《食醫心鑒》，一名《食醫心鏡》，唐·咎殷撰。

（2）蚺蛇膏黃醋方

【來源】清·年希堯（偶齋主人）《集驗良方》。

【處方】蚺蛇膏、黃醋各適量。

【用法】取蟒油膏，銅鍋內煎熟，遂將黃醋入油內攪勻，油紙攤膏，貼患處十餘日。

【功能】散瘀解毒，袪風止痛。主治肛漏。

【附注】蚺蛇膏，異名：蟒油。為蟒蛇科動物蟒蛇的脂肪。

（3）皂莢刺丸

【來源】北宋·王懷隱等奉敕編撰《太平聖惠方》。

【處方】皂莢刺（燒令煙盡）60克，臭樗皮（微炙）30克，防風（去蘆頭）30克，赤芍藥30克，枳殼（去瓤，麩炒微黃）30克，釀醋500克。

【用法】將前5味藥，搗羅為末，用釀醋500CC，熬一半成膏，次下餘藥，和丸，如小豆大，每於食前，煎防風湯下20丸。

【功能】搜風拔毒，消腫排膿，散瘀止癢。治痔疾，肛邊癢痛不止。

五、脫肛

脫肛，是直腸或直腸黏膜脫出肛門外的一種病症。常見於體虛的小兒和老年人。多由中氣不足，氣虛下陷，肛門鬆弛所致；或兼有大腸濕熱下注而成。初起僅於大便時肛門脫垂，能自行回縮；病延日久者，脫出較長，需要用手托納回，每於行走、勞累、咳嗽、用力等而發。脫出時可感墜脹不適，若脫久而不回納，則局部紫赤，腫痛加劇，甚則潰爛。

（1）醋煮胡荽子

【來源】唐·孟詵《食療本草》。

【處方】胡荽子、醋各適量。

【用法】秋冬搗胡荽子，醋煮熨之。

【功能】益氣澀腸，散瘀解毒。治療腸頭挺出（脫肛）。

【附注】本方明·李時珍在《本草綱目·菜部第二十六卷》中亦云：「腸頭挺出，秋冬搗胡荽子，醋煮熨之，甚效。」

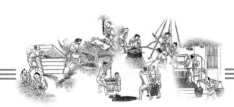

（2）醋淬磁石方

【來源】南宋·楊士瀛（仁齋）撰《仁齋直指方論》。

【處方】磁石 15 克，醋適量。

【用法】磁石，火煅醋淬七次，為末，每空腹米飲服 3 克（一錢）。

【功能】納氣固脫，益精除濕。治療大腸脫肛。

【附注】本方明·李時珍《本草綱目·石部第十卷》亦有收載。

（3）舉肛丸

【來源】明·吳崑（鶴臬）《醫方考·卷三方》。

【處方】半夏、天南星、枯白礬各 15 克，枯紅礬、雞冠花（炒）、白附子各 150 克，訶子肉（煨）、黑附子（生）、枳殼各 30 克，蝟皮（炙）2 枚，瓜蔞（燒存性）1 枚，胡桃仁（燒存性）15 枚，醋適量。

【用法】將前 12 味藥，共研為細末，醋糊為丸，如梧桐子大。每服 30 丸，空腹時用溫酒或溫開水送下。

【功能】溫陽補腎，回陽固脫，收澀溫中。主治寒濕泄瀉，延久不癒，肛門下脫者。

【方論】方中半夏、南星燥濕健脾；二礬、胡桃灰、瓜蔞灰、訶子澀固脫；白附子溫中祛寒；雞冠花、刺蝟皮、枳殼祛風勝濕，並兼收斂之功。諸藥合用，有收澀固脫，溫中祛寒之功。

【附注】本方雖配伍精當，但方中半夏、南星、附子等均屬有毒之品，中病即止，切勿過量。

六、息肉痔（直腸息肉）

　　直腸息肉，是指直腸內的贅生物，中醫稱為息肉痔，多見於 2～8 歲的兒童，是一種常見的直腸良性腫瘤，少數可發生惡性病變。本病是因濕熱下迫大腸，以致腸道氣機不利，經絡阻滯、瘀血濁氣凝聚

而成。現代醫學對直腸息肉的認識，有人認為與遺傳有關，嬰兒胚胎期，上皮細胞即有易感染性，或因慢性炎性刺激如潰瘍性結腸炎，痢疾和血吸蟲病等感染所致。

（1）直腸息肉方

【**來源**】出自《民間驗方》。

【**處方**】雲南白藥，食醋各適量。

【**用法**】用一塊棉球，沾滿醋拌雲南白藥粉末，在直腸鏡下，送達直腸病變部位，然後退出直腸鏡，每日換藥一次。

【**功能**】活血散瘀，去毒消腫。治療直腸息肉。

【**附注**】江西吉安市醫院劉力用本方臨床驗證 30 例，治療兩 7～15 吁日均獲痊癒。

（2）加減濟生烏梅丸

【**來源**】出自《民間驗方》。

【**處方**】烏梅（用肥大肉多者）1500 克，僵蠶 500 克，人指甲 15 克，象牙屑 30 克，酒、醋各 500CC。

【**用法**】將烏梅用酒、醋浸泡 1 宿，去核，焙焦存性，僵蠶用米拌，炒至微黃。人指甲先用鹼水或肥皂水洗淨，曬乾，再和滑石粉入鍋內同炒至指甲黃色鼓起為度，取出篩去滑石粉，放涼，然後將上述前 4 味經炮製後的藥，共研為細末，煉蜜為丸，每丸重 9 克，裝入瓷罈或玻璃瓶內，放乾燥通風處備用。常用量為 1 日 3 次，每次 1 丸，溫開水送下，兒童酌減。1 料藥為 1 療程，連服 2～3 料。

【**功能**】化痰散結，軟堅除癥。治療直腸息肉及各種息肉。

【**附注**】本方由濟生烏梅丸加減而成，是名老中醫龔志賢治療各種息肉的經驗方，療效滿意。除可治療直腸息肉外，對聲帶息肉、子宮頸息肉亦有同樣效果。在服藥期間，飲食宜清淡，忌煎炒辛辣，成

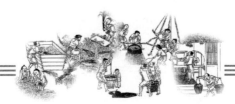

人忌菸酒。方中人指甲若缺貨，可用炮山甲 30 克代替。

第七節 其他外科病症

🔸 一、臁瘡（下肢慢性潰瘍）

臁瘡是指發生在小腿下部的慢性潰瘍，又稱裙邊瘡、褲口毒。其特點是潰瘍發生後，瘡面經久不癒，或雖經癒合，每易因損傷而復發，故俗稱「老爛腳」。本病多因經久站立或負擔重物，致下肢脈絡瘀滯不暢而蘊釀成瘡。發作時先癢後痛，焮紅漫腫，破流膿水，逐漸腐爛形成潰瘍。相當於西醫的下肢靜脈曲張繼發小腿慢性潰瘍。

（1）紫金錠

【**來源**】清·李文炳（煥章）《仙拈集·卷四方》。

【**處方**】五倍子（煮爛）、肥皂肉各 60 克，醋適量。

【**用法**】將五倍子、肥皂肉研為末，捶搓成錠，曬乾，用時用醋在瓦缽底磨汁，筆塗患處，乾再塗。

【**功能**】散瘀斂瘡，消腫止痛。治療瘡瘍腫毒，臁瘡久不收口。

（2）烏梅乳香陳醋方

【**來源**】出自《白族方》。

【**處方**】炒烏梅肉 15 克，製乳香 9 克，老陳醋適量。

【**用法**】將前兩味共研為粉，用老陳醋調敷患處，1 日換藥 1 次，10 天左右可癒。

【**功能**】活血化瘀，斂瘡解毒。主治臁瘡。

【**附注**】雲南省大理市康復醫院楊中梁臨床經治下肢慢性潰瘍300 餘例，療效滿意，無副作用。

（3）鱉甲醋煆方

【來源】出自《民間驗方》。

【處方】鱉甲 100 克，雄黃 15 克，醋適量。

【用法】取鱉甲放新瓦上，用火炙黃色，再用醋煆研成細末，與雄黃拌後，再研極細粉末，用植物油調塗患處，日數次。

【功能】軟堅消腫，斂瘡解毒。治療　瘡，時時流水，經久不癒。

【附注】本方係山西省陽城縣衛生學校劉文光之個人經驗方。該於 1968 年夏，在農村巡診中遇李某，雙腿下 1/3 處，盡腫破裂，時值夏季，臭水時流不止，疼痛難忍，經用上方塗敷，3 日見效，1 週痊癒。

二、褥瘡

褥瘡，又稱「席瘡」，因久著席褥生瘡而命名，《外科啟玄》曰：「席瘡乃久病著床之人挨擦磨破而成。」多見於半身不遂，下肢癱瘓，久病臥床不起，長時間昏迷的患者。輕者經治療護理可以痊癒，重者潰爛滲流滋水，經久不癒。本病大多是因久病氣血虧損，氣不能運血以營養肌膚，加之局部受壓摩擦染毒而成。

（1）醋蛋溶液

【來源】出自《民間驗方》。

【處方】鮮雞蛋 2 顆，食用白米醋 400CC。

【用法】用清水洗淨雞蛋，經 75％酒精消毒，完整放入口徑較雞蛋略大的磨砂廣口瓶中，加米醋 400CC 浸泡，瓶口塗凡士林密封，置陰暗處。經 7 ～ 10 晝夜，待蛋殼溶解後，用消毒過的玻璃棒攪勻，成品為半透明膠體狀溶。

用藥前準備：①Ⅰ、Ⅱ度褥瘡，擺好病人體位，用生理鹽水清洗瘡面，皮下水泡用注射器將水泡內液體抽出。②Ⅲ、Ⅳ度褥瘡，將壞死組織剪掉，用雙氧水清瘡消毒，生理鹽水沖洗，用無菌紗布將瘡面

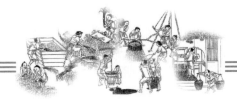

吸乾，把醋蛋溶液均勻塗抹在瘡面，無菌紗布覆蓋並固定；若潰瘍部深大者，用醋蛋溶液浸泡紗布條充填。第 1 週每日換藥 2 次，第 2 週每日換藥 1 次，以便於肉芽組織生長。

【功能】殺菌消毒，消炎生肌，營養肌膚。治療褥瘡。

【附注】本方經哈爾濱醫科大學一附院董力臨床觀察，醋蛋溶液在局部 4 ～ 6 小時即可吸收。Ⅰ、Ⅱ度褥瘡，1 ～ 2 週壞死皮屑脫落，瘡面基本癒合；Ⅲ、Ⅳ度褥瘡經 1 ～ 2 週，組織水腫和炎性物質消失，分泌物減少，3 ～ 4 週真皮組織開始合攏，以後逐漸癒合。

（2）如意金黃散

【來源】明·陳實功（若虛）撰《外科正宗》。

【處方】天花粉 90 克，黃柏 60 克，大黃 60 克，薑黃 60 克，白芷 60 克，厚朴 30 克，陳皮 30 克，甘草 30 克，蒼朮 30 克，天南星 30 克，米醋適量。

【用法】前 10 味藥，共研細末，加醋調成糊狀，均勻置於一層紗布上，大於褥瘡面邊緣 1 ～ 2 公分，敷於患處，上用紗布覆蓋，膠布固定，每日換藥 1 次。

【功能】清熱燥濕，散瘀解毒。治療席（褥）瘡。

【附注】本方經江蘇南通市二甲醫院李美雲臨床驗證 20 例，其中Ⅰ度褥瘡 16 例，治療 1 ～ 2 次痊癒；Ⅱ度褥瘡 4 例，治療 3 次症狀完全消失。

三、肌肉注射部位硬結

（1）仙人掌醋敷方

【來源】出自《民間驗方》。

【處方】鮮仙人掌 1 ～ 2 片，紅糖、米醋各少許。

【用法】將仙人掌洗淨，去刺，搗爛，加糖、醋調成糊狀，外敷於病變部位皮膚上。每日換藥2次，每次20分鐘，3～5日為1個療程。

【功能】清熱涼血，散瘀止痛。治療注射性皮下硬結。

【附注】用本方治療肌肉注射性皮下硬腫，一般用藥1～2個療程，即可取得較滿意的療效。

（2）硝黃陳醋方

【來源】出自《民間驗方》。

【處方】大黃末、元明粉各等份，山西老陳醋適量。

【用法】將前兩味混合均勻，加老陳醋調成糊狀，外敷於患處，每日換次。

【功能】軟堅化結，散瘀解毒。治療肌注後局部硬腫，靜脈炎。

【附注】吉林四平市醫院林霞春用本方臨床驗證50例肌注青黴素、鏈黴素後引起局部硬腫的患者，其中外敷1次痊癒者10例，外敷2次痊癒者35例，外敷3次痊癒者4例，1例則因過敏停藥。同時用本方臨床驗證4例靜脈炎患者，均告痊癒。

（3）三稜散

【來源】出自《民間驗方》。

【處方】三稜、莪朮、芒硝各100克，食醋、蜂蜜各適量。

【用法】將前3味共研細末，用醋和蜂蜜調成糊狀，外敷於硬結處，每日換藥1次。

【功能】化瘀散結，消腫止痛。治療注射後硬結。

【附注】《中華護理雜誌》崔岩稱：用上方共治療300餘例，新成硬結7天內消散，陳舊性硬結好轉，疼痛減輕或消退。

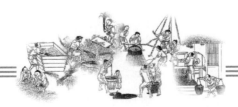

四、乳癧（乳房異常發育症）

乳癧，發生於男女兒童或中老年男性的乳房異常性疾病。本病最早見於《瘡瘍經驗全書》。其特點是一側或雙側乳暈部出現扁圓形腫塊，質地中等或稍硬，邊緣清楚，或單側乳房明顯增大，狀如發育期的少女乳房。多發生於 50～70 歲中老年男性，還可見於 13～17 歲青春期男性；女童多見於 10 歲左右較肥胖的兒童。主要由於肝鬱腎虛，痰瘀凝結而成。

（1）半夏醋磨方

【來源】出自《民間驗方》。

【處方】生半夏 1 枚，陳醋少許，乾淨細磨石一塊。

【用法】用生半夏蘸取陳醋，於細磨石上摩擦，取磨液塗於患處，每日早晚各 1 次，每次塗擦前，將患側乳房洗淨擦乾，治療時忌擠壓乳房。

【功能】活血解毒，疏肝益腎，軟堅化結。治療男性乳房肥大症，新生兒乳房腫大。

【方解】半夏具有行氣化痰，消腫止痛之功；陳醋散瘀止血，理氣止痛，軟堅化結。用生半夏醋磨外敷，穿透肌膚力強。

【附注】江蘇興化市中醫院周愛智用本法臨床驗證 12 例，治療 2 週內腫塊消失，按之不痛者 3 例；治療 3 週後腫塊消失，壓之不痛者 6 例；有 3 例病人用藥 4 週後腫塊縮小，壓之不痛。另：本方中生半夏有大毒，用時宜慎，皮膚潰破處禁用，更忌入口。非醫者不可妄投。

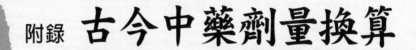

附錄 **古今中藥劑量換算**

　　我國歷代醫藥書籍中，關於用藥計量單位的名稱，雖然大體相同，但實際的輕重、多少，往往隨著各個朝代的變遷和制度的改革頗有出入，其稱取藥物的方法有：重量（銖、兩、分、錢、斤等）；度量（尺、寸等）；容量（斗、升、合等）多種計量方法。自明清以來，我國普遍採取 16 進位制的「市制」計量方法，即 1 市斤 =16 兩 =160 錢。

　　我國歷代醫藥書籍中，關於用藥計量單位的名稱，雖然大體相同，但實際的輕重、多少，往往隨著各個朝代的變遷和制度的改革頗有出入，其稱取藥物的方法有：重量（銖、兩、分、錢、斤等）；度量（尺、寸等）；容量（斗、升、合等）多種計量方法。自明清以來，我國普遍採取 16 進位制的「市制」計量方法，即 1 市斤 =16 兩 =160 錢。

　　即：1 公斤 =2 市斤 =1000 克
　　1 市斤（16 兩）=0.5 千克 =500 克
　　1 市兩 =31.25 克
　　1 市錢 =3.125 克
　　1 市分 =0.3125 克
　　1 市厘 =0.03125 克

　　為了便於處方和配伍的計算，特別是對古方的配用需要進行換算時的方便，又規定按照以下的近似值換算：

　　即：1 兩 (十六進位)=30 克
　　1 錢 =3 克
　　1 分 =0.3 克
　　1 厘 =0.03 克

古今「特殊」中藥劑量換算

一、重量計算單位

1. 一方寸匕：約等於 2.5CC，或金石類藥末約 2 克；草木類藥末

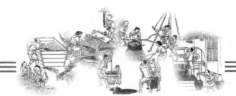

約1克。(方寸匕者，作匕正方一寸，抄散取不落者為度)。

　　2.**一錢匕**：約等於5分6厘，約合今之2.4克。（漢代的五銖錢幣，盛取藥末至不散落者為度）。

　　3.**一刀圭**：約等於一方寸匕的十分之一。

　　4.**一撮**：約等於四刀圭。

　　5.**一字**：唐「開元通寶」錢幣，將藥末填滿錢面四字中一字量，約合今之0.4克。

　　6.**一銖**：一兩等於二十四銖，十六兩為一斤。

二、容量計算單位

　　1.**一石**：約等於二斛或十斗。即100000CC。

　　2.**一斛**：約等於五斗。即50000CC。

　　3.**一斗**：約等於十升。即10000CC。

　　4.**一升**：約等於十合。即1000CC。

　　5.**一合**：約等於十勺。即100CC。

　　6.**一飯碗**：約等於240CC。

　　7.**一茶杯**：約等於120CC。

　　8.**一湯匙**：約等於15CC。

　　9.**一茶匙**：約等於4CC。

三、模糊計量單位

　　1.**一片**：亦為一種約略計量單位。如生薑一片，約計一錢（3克）為准。

2. 一束：部分蔓莖類藥物的一種約略計量單位。以手儘量握之，切去其超出部分，稱為一束。

3. 一枚：果實記數的計算單位。隨品種不同，亦各有其標準，如紅棗十二枚，則可選較大者為一枚之標準。

4. 握、把：部分草本類藥物的一種約略計量單位。

5. 等分：指各藥量的數量多少全相等，大多用於丸藥、散劑中，在湯劑、酒劑中很少使用。

6. 一雞蛋黃大（一雞子黃大）：約等於 40 顆梧桐子大，約合今之 9 克。

7. 梧桐子大小：指製作丸劑一粒藥的量，梧桐子比小米略大些，梧桐子大小如胡椒粒，一般一粒相當於 0.225 克。

8. 撚、撮、指撮：是古代方書中或在民間用藥時，一些模糊的計量名稱，約為幾克的分量，指用量很少。

9. 一盞：一小杯。

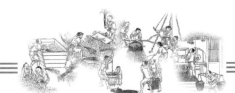

健康養生小百科系列推薦（18K完整版）

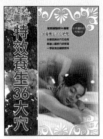

圖解特效養生36大穴
（彩色DVD）300元

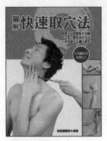

圖解快速取穴法
NT：300（附DVD）

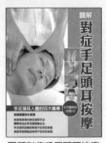

圖解對症手足頭耳按摩
NT：300（附DVD）

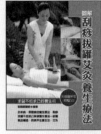

圖解刮痧拔罐艾灸養生療法
NT：300（附DVD）

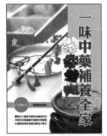

一味中藥補養全家
NT：280

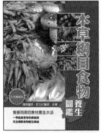

本草綱目食物養生圖鑑
NT：300

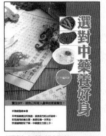

選對中藥養好身
NT：300

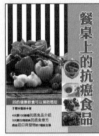

餐桌上的抗癌食品
NT：280

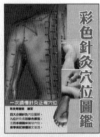

彩色針灸穴位圖鑑
NT：280

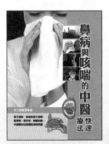

鼻病與咳喘的中醫
快速療法 NT：300

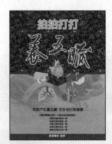

拍拍打打養五臟
NT：300

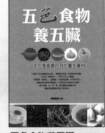

五色食物養五臟
NT：280

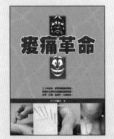

痠痛革命
NT：300

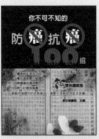

你不可不知的防癌抗癌
100招 NT：300

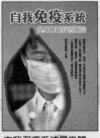

自我免疫系統是身體
最好的醫院 NT：270

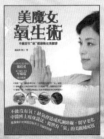

美魔女氧生術
NT：280

一家人健康養生的好幫手

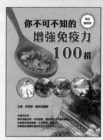

你不可不知的增強免疫力
100招 NT：280

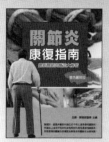

節炎康復指南
NT：270

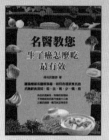

名醫教您：生了癌怎麼吃
最有效 NT：260

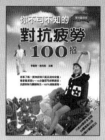

你不可不知的對抗疲勞
100招 NT：280

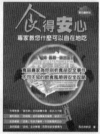

食得安心：專家教您什麼
可以自在地吃 NT：260

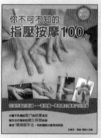

你不可不知的指壓按摩
100招 NT：280

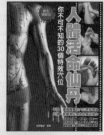

人體活命仙丹：你不可不知
的30個特效穴位 NT：280

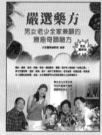

嚴選藥方：男女老少全家兼顧
的療癒奇蹟驗方 NT：280

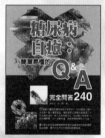

糖尿病自癒：簡單易懂的Q&A
完全問答240 NT：260

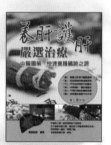

養肝護肝嚴選治療：中醫圖解
快速養護臟腑之源 NT：280

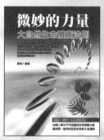

微妙的力量：大自然生命
療癒法則 NT：260

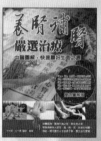

養腎補腎嚴選治療：中醫圖解
快速顧好生命之源 NT：280

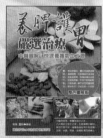

養脾護胃嚴選治療：中醫圖解
快速養護氣血之源 NT：280

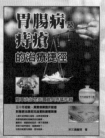

胃腸病及痔瘡的治療捷徑
NT：280

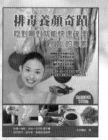

排毒養顏奇蹟：吃對喝對就能快
速梳理身上的毒素 NT：199元

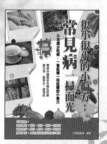

很小很小的小偏方：
常見病一掃而光 NT：260

心理勵志小百科好書推薦

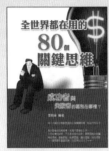

全世界都在用的80個
關鍵思維NT：280

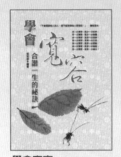

學會寬容
NT：280

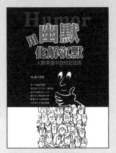

用幽默化解沉默
NT：280

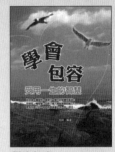

學會包容
NT：280

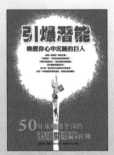

引爆潛能
NT：280

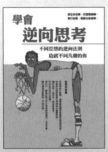

學會逆向思考
NT：280

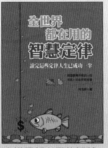

全世界都在用的智慧
定律 NT：300

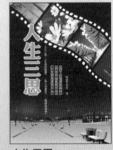

人生三思
NT：270

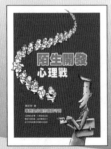

陌生開發心理戰
NT：270

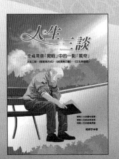

人生三談
NT：270

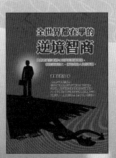

全世界都在學的逆境
智商NT：280

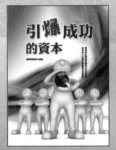

引爆成功的資本
NT：280

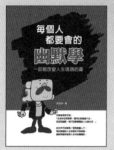

每個人都要會的幽默學
NT：280

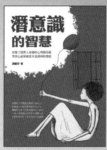

潛意識的智慧
NT：270

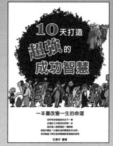

10天打造超強的
成功智慧
NT：280

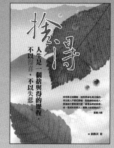

捨得：人生是一個捨與
得的歷程，不以得喜，
不以失悲
NT：250

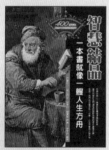

智慧結晶：一本書就像
一艘人生方舟
NT：260

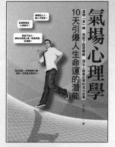

氣場心理學：10天引爆
人生命運的潛能
NT：260

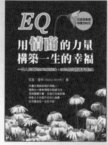

EQ：用情商的力量構築
一生的幸福
NT：230

華志文化嚴選　必屬佳作

醋療驗方：中國歷代日常生活常見病療法／康
永政、康旭東編. -- 初版. -- 新北市：華志文化，
2015.08
　　面；　公分. --（健康養生小百科；35）

　　ISBN 978-986-5636-27-2（平裝）

　　1.食療 2.醋

418.915   104011231

書名／醋療驗方：中國歷代日常生活常見病療法

系列／健康養生小百科 ⓪③⑤

日 華志文化事業有限公司

編　　　者　康永政、康旭東醫師

執 行 編 輯　林雅婷

美 術 編 輯　簡郁庭

封 面 設 計　黃雲華

文 字 校 對　陳麗鳳

企 劃 執 行　康敏才

總　 編　 行　黃志中

社　　　長　楊凱翔

出 版 者　華志文化事業有限公司

電 子 信 箱　huachihbook@yahoo.com.tw

地　　　址　116台北市文山區興隆路四段九十六巷三弄六號四樓

電　　　話　02-22341779

印製排版　辰皓國際出版製作有限公司

總 經 銷 商　旭昇圖書有限公司

地　　　址　235新北市中和區中山路二段三五二號二樓

電　　　話　02-22451480

傳　　　真　02-22451479

郵 政 劃 撥　戶名：旭昇圖書有限公司（帳號：12935041）

出 版 日 期　西元二〇一五年八月初版第一刷

售　　　價　二五〇元

本書由山西科技出版社獨家授權

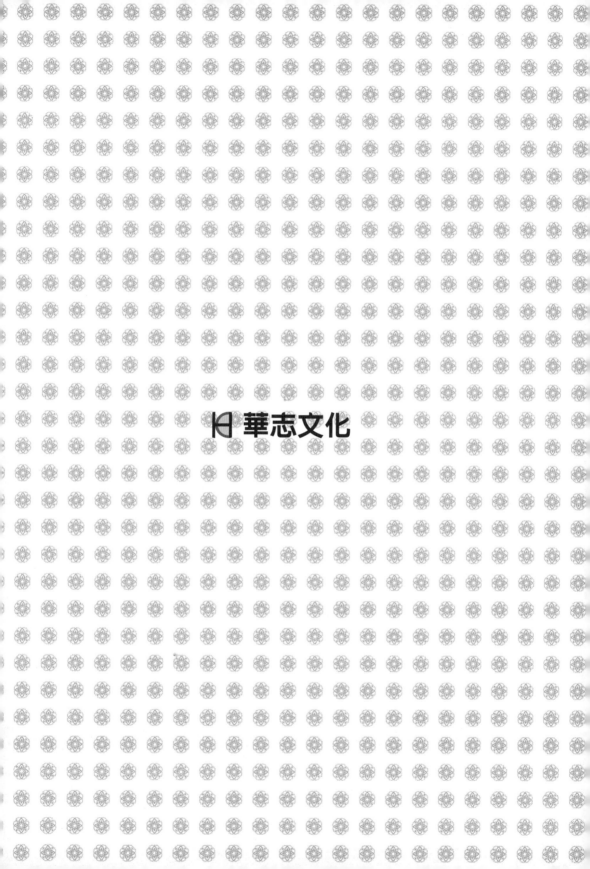

華志文化

華志文化